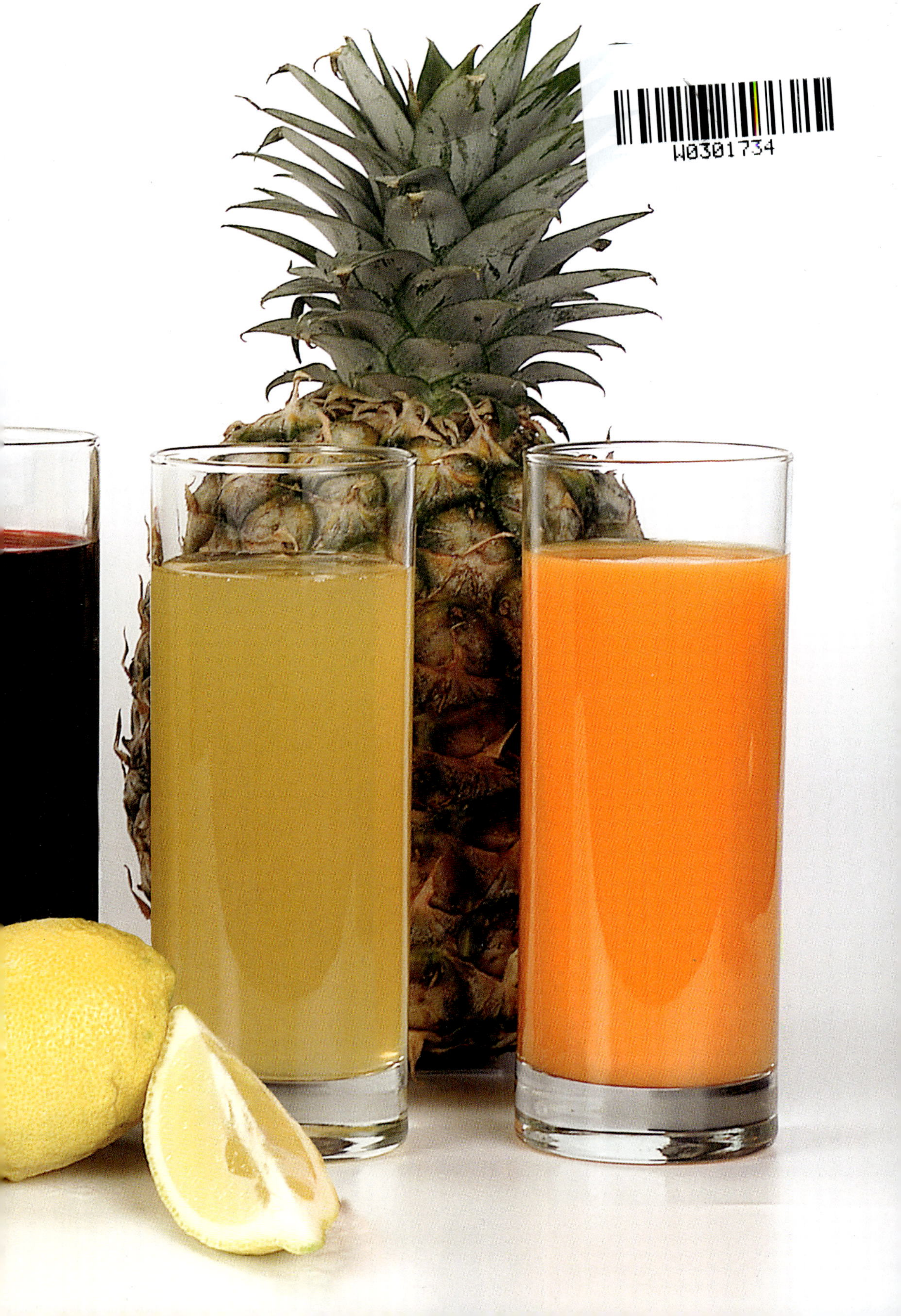

ISBN 3-902191-65-1

Autor: Hans Scherz

Bilder: Foto Wilke, Wien; Hans Scherz; Kneipp-Verlag

Layout, Fotosatz, technische Bearbeitung: Martin Jurkowitsch, Kneipp-Verlag.

Druck: Theiss GmbH, A-9431 St. Stefan.

2. Auflage

Leoben, April 2004

Hans Scherz

Natürlich gesund durch Fasten

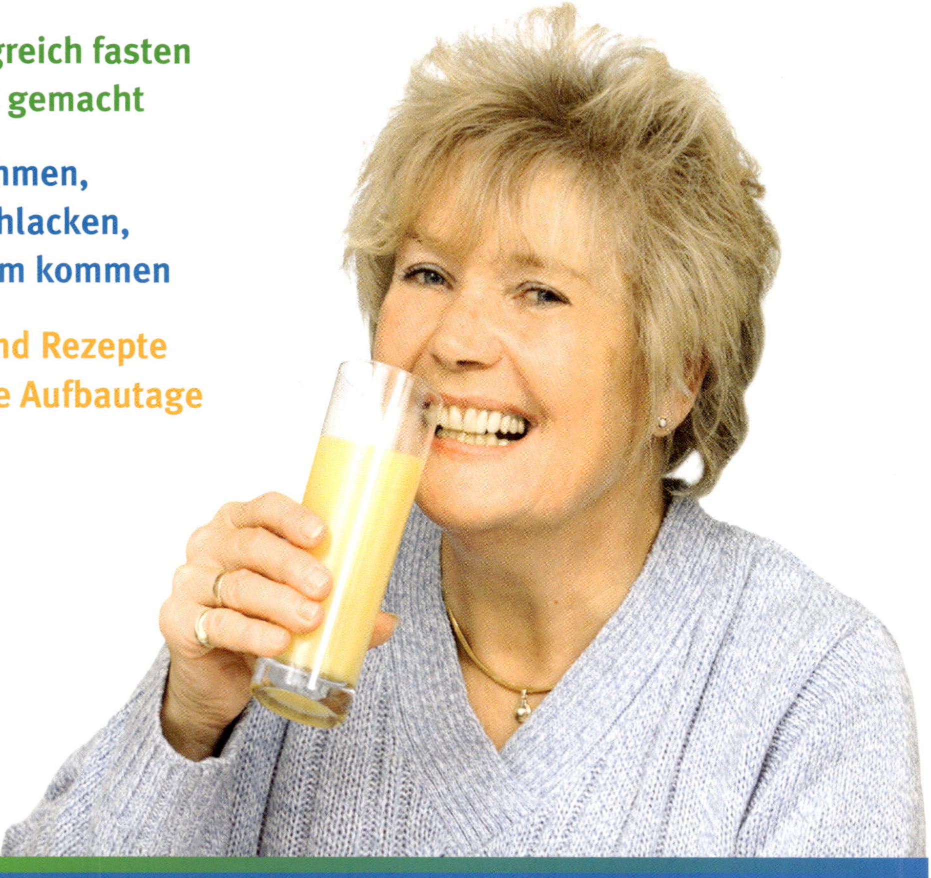

Erfolgreich fasten leicht gemacht

Abnehmen, entschlacken, in Form kommen

Rat und Rezepte für die Aufbautage

Dank

*An **Renate Rosenberger,** Weiz, für die Hilfe bei der Manuskripterstellung.*

*An die **Mitarbeiter des Kneipp-Verlages,** Leoben, für ihr Engagement bei der Gestaltung und Herstellung des Buches.*

*An **Melitta Assinger,** Hermagor, die als Faster-Modell mitwirkte und dabei durch Natürlichkeit und mediales Talent zu überzeugen wusste.*

*An die **Fastenleiter(innen)** der dfa (Deutsche Fastenakademie). Ihre jahrzehntelangen Erfahrungen finden sich in diesem Buch wieder, als wertvolle Beiträge zur Weiterentwicklung des »Selbständigen Fastens für Gesunde«.*

Wichtiger Hinweis

Selbständig fasten sollten nur Menschen, die bereit sind, Verantwortung für die eigene Gesundheit zu übernehmen. Wichtigste Voraussetzung für ein selbständiges Fasten nach diesem Buch ist, dass Sie gesund sind. Wenn Sie Medikamente einnehmen oder Beschwerden haben, deren Ursache Sie nicht kennen, müssen Sie vorher Ihren Arzt befragen. Dem, der an Gicht, Bluthochdruck, Hyperlipidämie oder einer anderen Stoffwechselkrankheit leidet, ist ein klinisches Heilfasten zu empfehlen. (Siehe auch Seite 13: »Wer darf nicht fasten«).

Gesundfasten (Ein Vorwort)

Fasten ist die einfachste und wirkungsvollste Methode, um abzunehmen – in kurzer Zeit und ohne jenes quälende Hungergefühl, das Diäten oft begleitet. Zugleich wird der Körper entgiftet und von Schlacken befreit, Magen und Darm werden saniert, die Abwehrkräfte gestärkt. Fasten ist ein *ganzheitliches Geschehen,* das Körper, Geist und Seele gleichermaßen erfasst. Wer schon einmal gefastet hat, kennt das: Man kommt zur Ruhe, findet wieder zu sich selbst, gewinnt an geistiger Klarheit und fühlt sich danach »wie neugeboren«. Einzige Voraussetzung für das selbständige Fasten ist, dass Sie gesund sind und bereit, für eine Zeit lang auf Gewohntes zu verzichten.

Die populärste Art und Weise zu fasten ist das *»Fasten für Gesunde nach Dr. med. Lützner«.* Allein in Deutschland haben Millionen Menschen danach gefastet und dabei die Erfahrung gemacht, dass Leben ohne feste Nahrung möglich ist. Viele von ihnen fasten seither regelmäßig, nicht zuletzt deshalb, weil sie erlebten, dass man mit Fasten falsche Lebensgewohnheiten dauerhaft verändern kann.

Wie Sie selbst erfolgreich fasten können, zeigt Ihnen dieser *Kneipp-Ratgeber*. Sein Autor, ein erfahrener Fastenleiter und Lützner-Schüler der ersten Stunde, geleitet Sie sicher durch die Fastentage – auch dann, wenn Sie noch nie gefastet haben.

Für den Einstieg brauchen Sie lediglich etwas Mut, Vertrauen in die Fähigkeiten Ihres Körpers und den festen Willen, eine Woche durchzuhalten.

■ Im *Teil 1* des Buches »Fasten-Wissen« lernen Sie die Fastenregeln kennen, erfahren, wie Leben ohne feste Nahrung und ohne Hungergefühl möglich ist, wie und wo Sie am besten fasten und was Sie durch das Fasten gewinnen können.

■ *Teil 2* »Fasten-Praxis« macht Sie mit allem vertraut, was Sie fürs Fasten brauchen und zeigt Ihnen, wie Sie sich verhalten müssen, damit die Fastenwoche harmonisch verläuft. Dazu gehören Tagespläne, Rezepte für Fastenspeisen und -getränke sowie exakte Anleitungen für Einlauf und Leberwickel.

■ Im *Teil 3* »Aufbautage« erfahren Sie, wie man das Fasten beendet und die Umstellung von Fasten auf Essen richtig gestaltet – ein Abschnitt, der ebenso wichtig ist, wie das Fasten selbst. Speisepläne für den stufenweisen Kostaufbau, Rezepte für vollwertige Gerichte und hilfreiche Tipps sorgen dafür, dass Ihnen die Umstellung problemlos gelingt.

■ Fasten kann Ihr Leben positiv verändern, wenn Sie es als Chance nutzen, falsche Ernährungs- und Lebensgewohnheiten durch richtige zu ersetzen. Wir wissen, dass heute mehr als 60 % aller Erkrankungen auf Fehlernährung, Stress und Bewegungsmangel zurückzuführen sind. Im *Teil 4* des Buches »Säulen der Gesundheit« erfahren Sie, wie Sie durch eine gesundheitsbewusste Lebensweise Ihr Gewicht dauerhaft reduzieren und eine bessere Lebensqualität erreichen können – mit mehr Leistungsfähigkeit, Wohlbefinden und Lebensfreude.

Inhalt

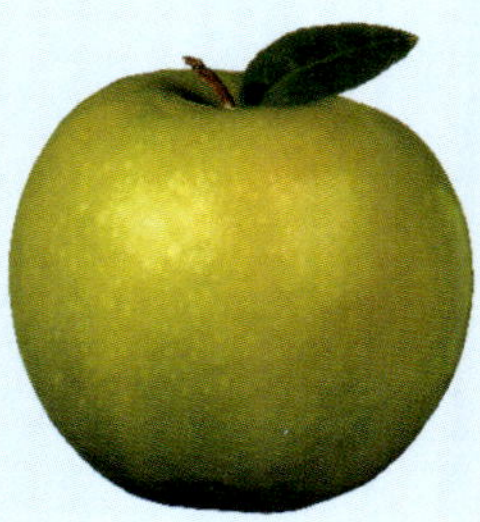

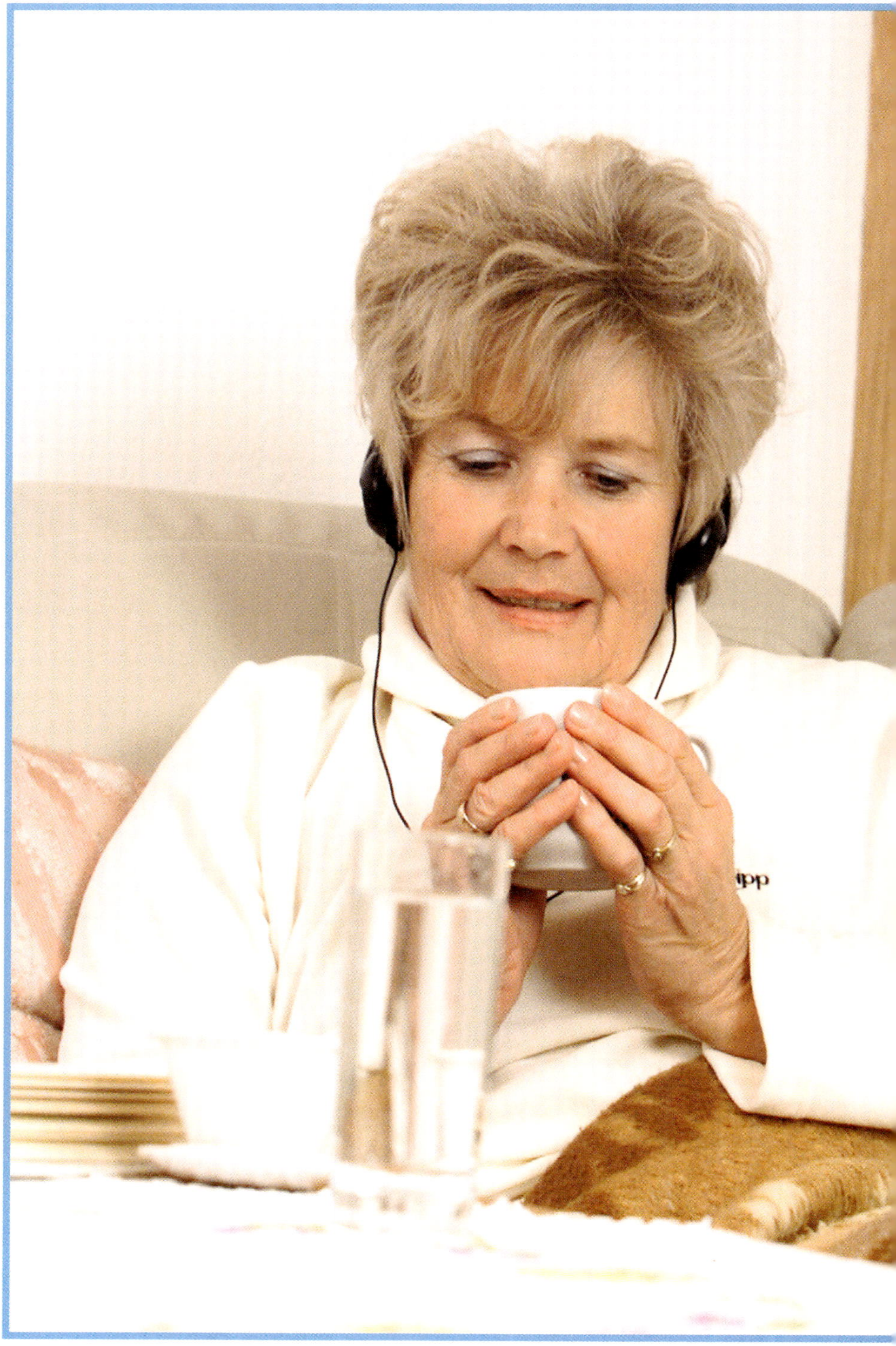

Fasten heißt auch: in die Stille gehen, entspannen, zu sich selbst finden.

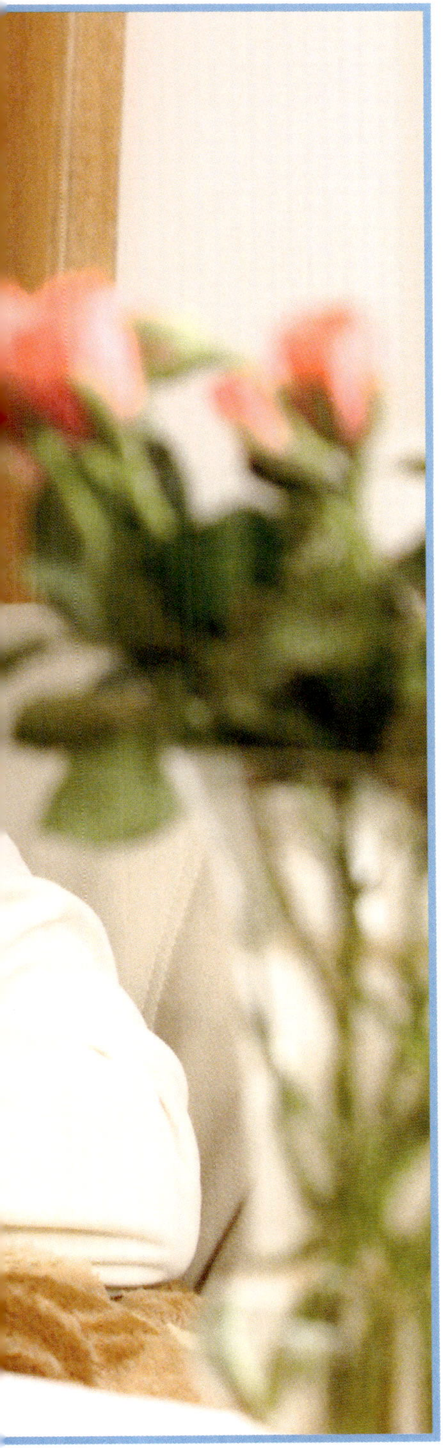

Erster Teil

Fasten-Wissen

Genau Bescheid zu wissen,
ist der Schlüssel zum Erfolg.
Dieser Abschnitt des Buches klärt Sie auf, was Fasten wirklich ist und wodurch Leben ohne feste Nahrung möglich wird.
Die »5 goldenen Fastenregeln«, Anleitungen für den richtigen Einstieg ins Fasten und Tipps, wie man die Ausscheidung wirkungsvoll unterstützt, führen Sie sicher durch die Fastentage.
Eine Übersicht zeigt Ihnen, was Sie durch Fasten alles gewinnen können – eine Erfolgsbilanz, die sich sehen lassen kann.

Ängste und Vorurteile

Fasten Sie zum ersten Mal? Dann lesen Sie bitte diesen Abschnitt aufmerksam durch. Als Erstfaster sollten Sie gut informiert und mit der richtigen Einstellung ins Fasten gehen. Wer mit falschen Vorstellungen oder mit Vorurteilen belastet zu fasten beginnt, kann bei der Umstellung von Essen auf Fasten Probleme bekommen. War es Ihre eigene und freie Entscheidung zu fasten oder hat man Sie dazu überredet? Wenn Sie es in Ihrem Innersten eigentlich gar nicht wollen und noch immer Ängste vor dem Fasten da sind, dann lesen Sie erst einmal dieses Buch. Was in dieser Situation auch nützlich sein kann, ist ein Gespräch mit einem(r) Fastenleiter(in), der (die) in Ihrer Nähe wohnt oder einem Bekannten, der selbst schon einmal gefastet hat.

Fasten ist eine naturgegebene Form menschlichen Lebens.

Fasten ist die einfachste Sache der Welt. Eine naturgegebene Form menschlichen Lebens, selbst gewählt für eine bestimmte Zeit. Dennoch gibt es Menschen, die vor solch einer »Hungerkur« warnen: Verwandte, Freunde, Berufskollegen und – leider immer noch – auch Ärzte. Fragt man nach, dann erfährt man, dass diese Menschen nur wenig über das Fasten wissen und selbst noch nie gefastet haben.

Lassen Sie sich nicht verunsichern, es geht schließlich um Ihre Gesundheit. Und die Erfahrung zeigt: Nur wer selbst gefastet hat, weiß, was Fasten wirklich ist.

Fasten ist nicht hungern

Man kann es auch so sehen: Wer Hunger hat, fastet nicht wirklich. So lange wir essen und der Körper Nachschub erwartet, fließen die Verdauungssäfte, reagiert unser Organismus bei Mangel mit Hunger. Erst nach dem Einstieg ins Fasten und der Umstellung auf »Ernährung von innen« verändert sich das Stoffwechselgeschehen: Gespeichertes Körperfett und Eiweiß werden abgebaut und in Energie umgewandelt, die Produktion von Magensäure, Gallensäure und anderen Verdauungssäften wird eingestellt – das Hungergefühl erlischt. Für den Fastenneuling ist es deshalb wichtig zu wissen: Solange sich noch Nahrungsreste in Magen und Darm befinden, kann sich die Umstellung verzögern. Wir helfen nach, indem wir mittels Glaubersalz oder Einlauf für eine gründliche Entleerung sorgen. Darüber mehr im Abschnitt »Entlastungstag und Glaubern« – Seite 32 und 41.

Wie wichtig es ist, dass die mentale Einstellung stimmt, wir freiwillig auf Nahrung verzichten, zeigt folgende kleine Geschichte:

Nach einem Vortragsabend kam ein alter Mann zu mir und sagte: »War interessant, was Sie da erzählt haben, für mich wär das Fasten aber nichts. Ich hab in meinem Leben genug gehungert.« Ich musste ihm Recht geben. Wer wie er in den Kriegsjahren die Erfahrung des unfreiwilligen Nahrungsentzugs gemacht hat, kann im Alter keinen Sinn darin sehen, *freiwillig* aufs Essen zu verzichten. Daraus ergibt sich ein wichtiger Leitsatz für den Faster: *Fasten ist der freiwillige Verzicht auf Nahrung für eine begrenzte Zeit.*

Wie und wo fasten?

Sie haben sich zum Fasten entschlossen. Es ist das erste Mal und Sie möchten wissen: Wie mach ich's? Faste ich allein mit Hilfe des Buches, fahre ich weg zu einer *Ferien-Fastenwoche* oder schließe ich mich einer Fastengruppe vor Ort an?

Für den Erstfaster ist die **Ferien-Fastenwoche** ideal. Er lebt in einer landschaftlich schönen Gegend, wohnt in einem ruhigen Haus, in dem er sich wohlfühlt und er fastet unter Anleitung eines kompetenten Fastenleiters in einer Gruppe gleichgesinnter Menschen. Gemeinsam mit den anderen wandert er, betreibt Sport, besucht Seminare über Vollwerternährung und gesunde Lebensführung. Am Abend werden die Erlebnisse des Tages in einer »Fastenrunde« besprochen.

Im Anhang finden Sie Adressen und Telefon-Nummern, über die Sie erfahren, wo und wann Fastenkurse stattfinden (Seite 85).

Ambulantes Fasten: Das sind Fastenkurse am Wohnort, ebenfalls unter Führung von diplomierten Fastenleitern. Nach einem Einführungs- und Informationsabend trifft sich die Gruppe jeden zweiten Tag zu einem Fastengespräch mit Erfahrungsaustausch. Vor Beendigung der Fastenwoche erfahren Sie auch, wie man die Aufbautage richtig gestaltet.

Selbständig fasten: Ist die mit Abstand häufigste Form des Dr. Lützner-Fastens. Man schätzt, dass allein in Deutschland über 10 Millionen Menschen allein oder mit Partner(in) gefastet haben. Viele von ihnen fasten seither jedes Jahr 1- bis 2-mal – problemlos und mit großem Gewinn für ihre Gesundheit.

Selbständig fasten mit Hilfe dieses Buches können Sie zu Hause oder an einem Ferienort. Vielleicht wollen Sie allein fasten oder gemeinsam mit Partner(in) oder Freunden? Prüfen Sie, was für Sie am besten ist. Wer sich überlegt, in den eigenen vier Wänden zu fasten, sollte wissen, dass man sich in der vertrauten Umgebung zwar wohl fühlt, hier aber eingefahrene Gewohnheiten lauern, die im Fasten zu Versuchungen werden können.

Machbar, aber für Fastenneulinge nicht zu empfehlen, ist das *Fasten im Beruf.* Der Berufsalltag verträgt sich nicht gut mit dem ganzheitlichen Wesen des Fastens, das Loslassen und Stille verlangt, während Beruf meist mit Anspannung, Lärm und Stress verbunden ist.

Hinweis für den Erstfaster

Fasten im Berufsalltag ist eine erschwerte Form des Fastens, mit Gefahren, die Sie kennen müssen.

- ☐ Fastende reagieren verlangsamt, auch Konzentration und Reaktionsvermögen sind herabgesetzt. Deshalb Vorsicht beim Autofahren!
- ☐ Der Kreislauf kann zwischendurch etwas wackelig sein. Vor allem dann, wenn Sie den ganzen Tag am Schreibtisch sitzen und sich wenig bewegen.
- ☐ Die Sehschärfe lässt im Fasten etwas nach; das könnte bei der Computerarbeit störend sein.
- ☐ Faster sind empfindsamer und dadurch wehrloser gegen Mobbing von Seiten der Kollegen.

Nicht im Berufsalltag fasten dürfen Menschen, die für andere Verantwortung tragen: Das sind Lenker öffentlicher Verkehrsmittel wie Busfahrer, Piloten, Taxifahrer und Menschen, die in ihrem Beruf mit Maschinen umgehen.

Erleichtert wird Ihnen das Fasten im Berufsalltag, wenn Sie das Wochenende für den Einstieg nutzen: Freitagnachmittag oder -abend Glaubertrank, Samstag – Sonntag 1. und 2. Fastentag. Am Montag, wenn Sie dann wieder zur Arbeit gehen, sind Sie bereits stabilisiert.

Was Sie für eine Fastenwoche brauchen – ob zu Hause, im Beruf oder am Ferienort – erfahren Sie auf Seite 33. Für all jene, die nicht mehr ganz gesund oder bereits chronisch krank sind, empfiehlt sich ein klinisches Heilfasten oder eine Mayr-Kur. Hier wird unter ärztlicher Aufsicht gefastet, mit Betreuung durch geschulte Therapeuten (Adressen Seite 86).

Die 5 goldenen Fastenregeln

Regel (lat. regula) bedeutet auch Richtschnur, Maßstab. Wer Fasten als Chance sieht, in Ordnung zu bringen, was im Stress des Alltags in Unordnung geraten ist, dem werden »Die 5 goldenen Fastenregeln« Orientierung und Richtschnur sein. Sie haben sich in fast drei Jahrzehnten »Fasten für Gesunde nach Dr. Lützner« bewährt, geben Ihnen Sicherheit und bewahren Sie vor Fehlern, die Ihr Fastenerlebnis beeinträchtigen könnten.

Die 5 goldenen Fastenregeln

Regel 1 Nichts essen – viel trinken
Keine feste Nahrung, nur Flüssiges zu sich nehmen: 2 – 3 Liter Wasser (je nach Gewicht), Tees, Gemüse- und Obstsäfte, Molke, Gemüsebrühe.

Regel 2 Weglassen, was nicht lebenswichtig ist
Kein Nikotin, Alkohol und Kaffee, keine Süßigkeiten. Keine rezeptfreien Medikamente wie Abführ- und Schlafmittel.

Regel 3 Ausscheidung fördern
Den Darm reinigen (Einlauf), die Nierentätigkeit anregen (trinken), die Entgiftungsarbeit der Leber unterstützen (Leberwickel). Abatmen über Lunge, Haut und Schleimhäute durch viel Bewegung an frischer Luft.

Regel 4 Bewegung und Ruhephasen
Dosiertes Laufen, schnelles Gehen, Wandern, Spazierengehen, Schwimmen, gymnastische Übungen. Dazwischen Ruhepausen mit Entspannen, Meditieren, Lesen, Musik hören.

Regel 5 Sich von Beruf und Alltag lösen
Heraus aus den Alltagszwängen. Weg von Verpflichtungen. In die Stille gehen, Verzicht üben. Einmal ohne Fernsehen, Radio, Zeitung auskommen.

Wer darf nicht fasten?

Das »Fasten für Gesunde nach Dr. med. Lützner« ist Menschen zu empfehlen, die sich gesund fühlen und bereit sind, Verantwortung für ihre Gesundheit zu übernehmen.

Wie steht's also mit Ihnen? Möchten Sie Verantwortung für Ihre Gesundheit übernehmen? Wissen Sie, ob Sie wirklich gesund sind? Wenn nicht, dann müssen Sie vor Beginn des Fastens einen Gesundheits-Check machen lassen. Sollte Ihr Arzt etwas feststellen (z. B. einen bisher noch nicht erkannten Bluthochdruck), bleibt Ihnen immer noch die Möglichkeit, in einer Klinik unter ärztlicher Aufsicht zu fasten.

Nicht selbständig fasten darf:

- Wer an einer chronischen Krankheit leidet und regelmäßig Medikamente einnehmen muss.
- Wer depressionskrank ist oder immer wieder zu depressiven Verstimmungen neigt.
- Wer gerade operiert wurde oder nach einer schweren Krankheit noch geschwächt ist.
- Eine schwangere Frau oder stillende Mutter. Bei ihr können durchs Fasten herausgelöste Umweltgifte in den Kreislauf des Kindes gelangen und dort Schäden verursachen.
- Wer alt und pflegebedürftig ist und dessen körperliche und geistige Fähigkeiten bereits eingeschränkt sind.
- Jugendliche ohne Begleitung durch Eltern, Erzieher oder Fastenleiter(in).
- Wer untergewichtig ist, an Magersucht oder einer anderen psychogenen Essstörung leidet (z. B. Bulimie).
- Wer auch nach Lektüre dieses Buches nicht ohne Bedenken und Ängste ins Fasten gehen könnte.

Fastentradition

Fasten ist die natürliche Fähigkeit des Menschen, eine Zeit lang ohne Nahrung auszukommen, so lange nämlich, wie die körpereigenen Reserven reichen.

Entwickelt hat sie sich wohl in vorgeschichtlicher Zeit, als unsere Vorfahren noch Jäger und Sammler waren. Blieb das Wild aus und gab es weder Früchte noch Kräuter, lebten sie von den körpereigenen Fettdepots, die sie sich in nahrungsreicher Zeit zugelegt hatten.

Fasten – eine Überlebensstrategie bei Mensch und Tier.

Eine Überlebensstrategie, die wir heute noch bei Wildtieren beobachten können. Denken Sie an Bär, Murmeltier und Igel, die sich im Herbst einen Winterspeck anfressen, von dem sie dann 4 – 5 Monate zehren.

Auch Vögel und Fische leben auf ihren Wanderungen von gespeicherten Fettreserven. Es gibt erstaunliche Leistungen, wie den Non-Stop-Flug kleiner Singvögel über 5.000 Kilometer oder den Zug der Lachse aus den Weiten des Ozeans bis ins Quellgebiet großer Flüsse.

Als aus den Jägern und Sammlern der Vorzeit schließlich Ackerbauern und Viehzüchter geworden waren, verlor das Fasten seine existentielle Bedeutung im Daseinskampf, die genetisch angelegte Fähigkeit dazu blieb aber erhalten. Dass dies so ist, können wir bei unseren Babys beobachten: Im Falle einer Erkältung verweigern sie oft mehrere Tage die Nahrungsaufnahme und trinken nur Tee. Ist der Infekt abgeklungen, beginnen die Kleinen wieder ganz normal an der Mutterbrust zu nuckeln.

Verzicht einüben – weglassen, was nicht lebensnotwendig ist.

Auch in den letzten 3.000 Jahren fasteten die Menschen. Das wissen wir aus Bibel, Koran und anderen schriftlichen Quellen. Eine der für uns interessantesten sind die »Schriften der Essener«. In dieser Lebens- und Glaubensgemeinschaft, die um das 3. und 2. Jahrhundert v. Chr. auf dem Gebiet des heutigen Israel lebten, wurde das Fasten als natürlicher Bestandteil des Alltags gelebt. Sogar der Einlauf, aus Kürbis gefertigt, wird beschrieben. Für die Menschen dieser kulturgeschichtlichen Epoche ging es nicht ums Überleben durch Fasten, sie suchten vielmehr darin zu einer Vertiefung des spirituellen und religiösen Erlebens zu gelangen. Die Sehnsucht, dabei frei werden zu können für die Begegnung mit dem Göttlichen, führte schließlich dazu, dass das Fasten in alle großen Weltreligionen Eingang fand. Für Juden, Mohammedaner, Buddhisten und Christen gehört Fasten zu den Geboten ihrer Religion.

Was allerdings heute an christlichen Fastenbräuchen praktiziert wird, hat mit Fasten nichts mehr zu tun: Da wird in der Karwoche fleischlos gegessen und am Freitag kommt Fisch statt Fleisch auf den Tisch. Auch mit dem Starkbier der Mönche oder der »Fastensuppe« der Klosterfrauen (die viel zu dick ist und zu der auch Brot gegessen wird), kann die Umstellung auf Fasten nicht funktionieren.

Kurz gefastet

Wussten Sie es? Auch Sie haben bereits gefastet, allerdings unbewusst und ungeplant. Als Sie grippekrank waren, hatten Sie kaum Hunger, wollten aber viel trinken. Wer krank ist, lehnt feste Nahrung intuitiv ab und fastet lieber, um den Körper zu entlasten und das Immunsystem zu unterstützen. Nach einigen Tagen, wenn der Infekt abgeklungen ist, kommt auch der Appetit und damit der Wunsch nach Essen wieder.

Ein weiteres Beispiel ist das nächtliche Kurzfasten, das jeder von uns erlebt, ohne sich dessen bewusst zu sein. Der normale Rhythmus für die Energiezufuhr liegt bei 7 Stunden; wenn Sie früh zu Abend essen und morgens um 8 Uhr frühstücken, haben Sie eine nächtliche Nahrungspause von 12 – 14 Stunden hinter sich. Dass Sie gefastet haben, merken Sie am anderen Geschmack im Mund und an einer etwas pelzigen Zunge. Die Engländer nennen deshalb ihr Frühstück treffend »Breakfast« = »Fastenbrechen«, der Zeitpunkt des Umschaltens von einem Kurzfasten auf neue Nahrungszufuhr von außen.

Erwartungen und Ziele

Fragt man Kursteilnehmer, was sie sich von einer Fastenwoche erhoffen, bekommt man als Fastenleiter unterschiedliche Antworten. Übergewichtige wollen abnehmen, weil sie sich in ihrem Körper nicht mehr wohl fühlen: Der Gürtel drückt, die Kleider passen nicht mehr. Vielleicht hat auch der Arzt vor einer Stoffwechselkrankheit gewarnt. Wer mit Magen-Darm-Problemen zu tun hat, hofft durchs Fasten Verdauung und Stuhlgang wieder in Ordnung bringen zu können. Viele Erstfaster geben an, dass mit ihnen irgendetwas nicht mehr stimmt. Sie beschreiben den Zustand als ein Gefühl von Übersättigung und Verstopft-Sein; nichts schmeckt mehr so richtig. Oft genannt werden auch Dauerstress und eine als äußerst lästig empfundene Abhängigkeit von Alkohol, Zigaretten, Kaffee und Süßigkeiten. Aus welchen Gründen auch immer Sie sich zum Fasten entschlossen haben – am Ende werden Sie reich beschenkt in den Alltag zurückkehren. Mit dem Gefühl wiedergewonnener Gesundheit, neuer Lebenskraft und dem Wissen, wie Sie in Zukunft Ihr Leben besser und sinnvoller gestalten können.

Gewinn durch Fasten

Abnehmen: Fasten ist die einfachste und natürlichste Art der Gewichtsreduktion. Männer schaffen in einer Woche bis zu 5 kg, Frauen bis zu 4 kg – ohne Hunger-

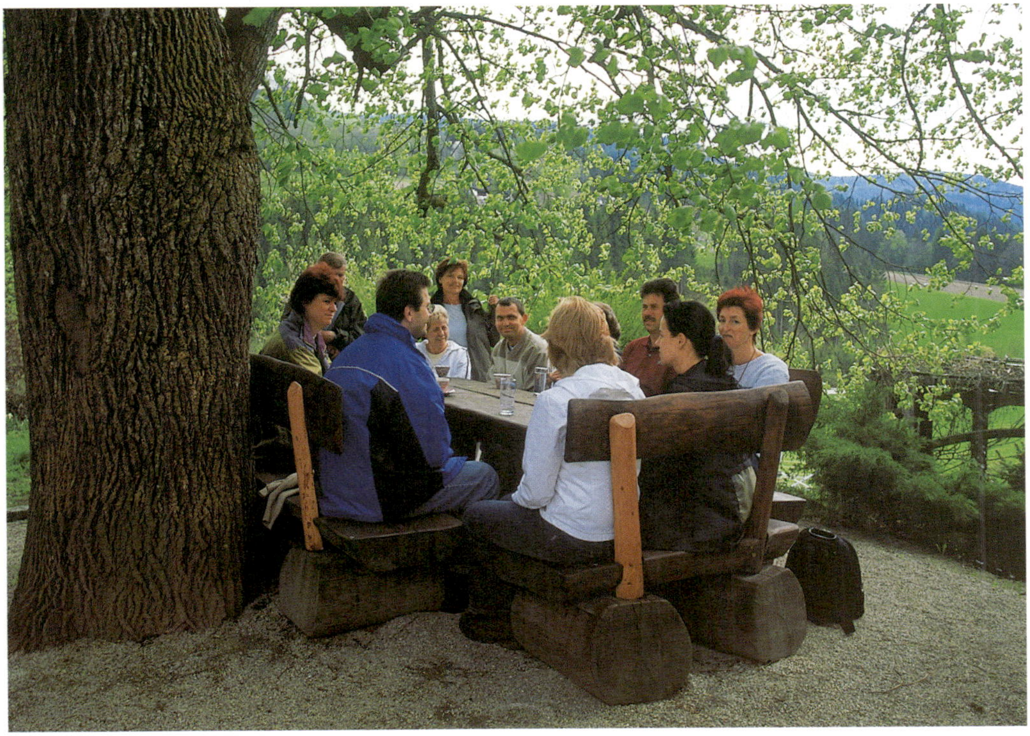

Eine Fastengruppe. Erfahrungsaustausch unter der Linde.

gefühl und bei guter Leistungsfähigkeit. Der Gewinn: Die Gelenke werden entlastet (vor allem Kniegelenke und Wirbelsäule). Die Belastung von Herz und Lunge reduziert sich, damit wird das Atmen leichter. Weniger Gewicht bedeutet auch mehr Beweglichkeit, mehr Freude an der Bewegung.

Entgiften, Entschlacken: Durch den Prozess von Fettabbau und Entschlackung werden Giftstoffe herausgelöst und über Nieren, Leber, Darm, Haut und Schleimhäute ausgeschieden. Das sind: toxische Stoffe, die wir aus der Umwelt aufgenommen haben, Medikamenten-Rückstände, Nahrungsmittel-Rückstände wie Spritz- und Düngemittel, Konservierungsstoffe, Farb- und Geschmacksstoffe.

Schöner durch Fasten – auch »Kosmetik von innen« genannt.

Auch Belastendes aus der konventionellen Tierhaltung ist dabei wie Hormone und tiermedizinische Präparate (z. B. Antibiotika, durch die Fleischesser Antibiotika-resistent werden können). Der Gewinn: Durchs Fasten werden wir von diesen Dauerbelastungen befreit, der gesamte Organismus kann sich regenerieren. Organfunktionen verbessern sich, das Immunsystem arbeitet wieder. Unsere Krankheitsanfälligkeit sinkt.

Neuregulierung des Stoffwechsels: In der Zeit des Fastens ruht das normale Stoffwechselgeschehen. Stoffwechselstörungen und ihre Folgen können daher behoben werden: Erhöhter Blutdruck sinkt oder erreicht sogar wieder Normalwerte. Ein zu hoher Gehalt an Blutfetten (Cholesterin und Triglyzeride) normalisiert sich ebenso wie schlechte Leberwerte. Lassen Sie nach dem Fasten einen Labortest machen; Ihr Arzt wird staunen, wie gut Ihre Werte sind.

Magen und Darm sanieren: Im Fasten gibt es keine Verdauung, daher kann der gesamte Verdauungstrakt ruhen. Das ist die Chance, Magen- und Darmprobleme wie chronischen Durchfall und Verstopfung auszukurieren. Durch den Einlauf wird der Dickdarm schonend gereinigt, die Darmflora kann sich neu ansiedeln. Auch Hämorrhoiden und andere Erkrankungen des Enddarms heilen besser ab.

Aktivierung des Immunsystems: Normalerweise sorgt eine gesunde Darmflora im Zusammenwirken mit dem Lymphgewebe dafür, dass unser Abwehrsystem optimal arbeitet. Diese Symbiose kann durch die Einnahme von Antibiotika, durch Abführmittel oder Entzündungen im Darmbereich gestört sein. Entschlackung des Bindegewebes und Darmsanierung sorgen dafür, dass sich unser Immunsystem regeneriert und damit wieder funktionstüchtig wird.
Wer fastet, kann die Wirkung der regenerierten Selbstheilungskräfte am eigenen Leib erleben: Gelenkschmerzen klingen ab, ein hartnäckiger Hautausschlag verschwindet plötzlich, Magen-Darm-Probleme bessern sich.

Schönheit durch Fasten: Die Haut wird im Fasten zarter, Fältchen glätten sich. Unreinheiten wie rote Flecken und Pickel verschwinden, das Bindegewebe wird entschlackt und strafft sich. Wir nennen das »Kosmetik von innen«. Auch bei tiefer liegenden Hautproblemen wie

Cellulite »Orangenhaut« sind deutliche Besserungen zu erreichen: Durch ein längeres Fasten in Kombination mit viel Bewegung und Bürstenmassage.
Für uns immer wieder zum Staunen sind die Veränderungen der Physiognomie (Gesichtsausdruck) von Fastern. Nach einer Woche treten aus einem verquollenen Gesicht charakteristische Züge hervor und auch die Augen werden klarer und ausdrucksvoller.

Auch die Körpersprache ändert sich zum Positiven, denn im Inneren des Körpers kommt es zur Straffung von Gewebe und Organen. Durch den Gewichtsabbau wird schließlich die Beweglichkeit verbessert, was in mehr Lebendigkeit und Bewegungsfreude seinen Ausdruck findet.

Länger jung bleiben (Anti-Aging): Älterwerden an Jahren kann man nicht verhindern, aber die Alterungsvorgänge lassen sich verzögern: durch 1- bis 2-mal Fasten im Jahr und durch ein gesundheitsbewussteres Leben, in dem auch Bewegung, vollwertige Ernährung und Entspannung ihren Platz haben.

Die Dinge neu sehen lernen: Fasten ist ein starker Impuls zur Änderung eingefahrener falscher Lebensgewohnheiten, zum Beispiel mit dem Ziel, maßvoller essen und damit wieder genießen zu lernen. Wer fastet, bekommt auch die Chance, von Alkohol und Nikotin wegzukommen und schädliche Genussmittel wie Zucker einzuschränken. Schließlich wäre jetzt der richtige Zeitpunkt, über unser Konsumverhalten nachzudenken. Wir haben im Fasten gelernt, Verzicht einzuüben, haben erfahren, wie wenig wir brauchen. »Verzicht macht offen für die Not der Anderen« (Niklaus Brantschen).

Abnehmen im Fasten

Wer fastet, um Übergewicht abzubauen, darf sich schon im Voraus freuen: 4 – 5 Kilo weniger sind es bereits am Ende der ersten Fastenwoche. Nach zwei Wochen können übergewichtige Männer um 8 – 10 Kilo leichter sein. Bei Frauen sind es etwas weniger, was mit dem weiblichen Hormonhaushalt zu tun hat.

Dass die Gewichtskurve nicht gleichmäßig nach unten verläuft, braucht niemanden zu beunruhigen. Vor allem bei Männern kann es vorübergehend zu einem Stillstand kommen.

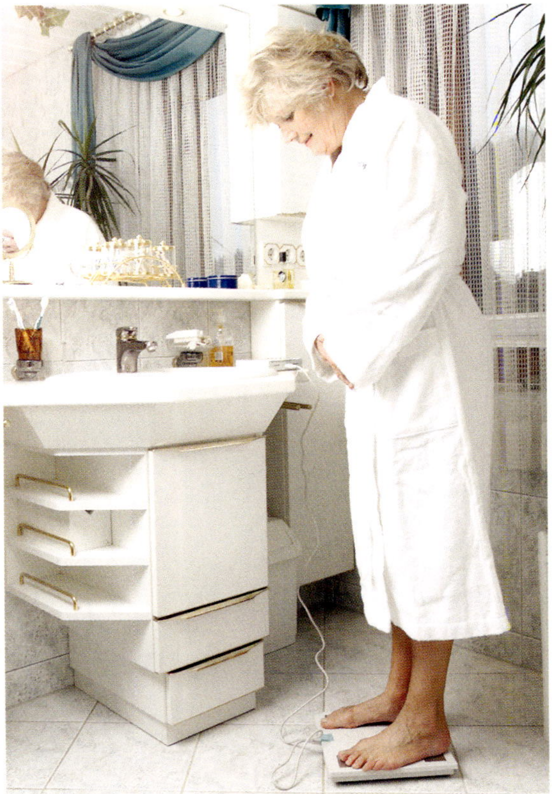

Abnehmen ohne Hungergefühl und bei guter Leistungsfähigkeit.

Die Ursache ist meist ein Wasserstau durch herausgelöstes Salz, das erst durch die Nieren ausgeschieden werden muss. Am Morgen des 2. Aufbautages ist der tiefste Gewichtsstand erreicht. Am Tag danach kommt es zu einer Zunahme von 1/2 bis 1 kg, weil der Körper wieder mehr Wasser bindet.

Für alle, die genau wissen möchten, wie viel sie im Fasten abgenommen haben, gilt folgende Wiegeregel:

- Ausgangsgewicht: Stellen Sie am Morgen des 1. Fastentages fest, indem Sie vor dem »Glaubern« auf die Waage steigen.
- Endgewicht: Zeigt Ihnen die Waage am Morgen des 2. Aufbautages an.
- Benutzen Sie vorher und nachher dieselbe Waage und wiegen Sie sich immer zur gleichen Tageszeit mit oder ohne Schlafanzug.

Fasten ist die einfachste und natürlichste Art der Gewichtsreduktion. Das werden alle bestätigen, die schon gefastet haben und auch Erfahrungen mit diversen Diäten machen konnten, also beides kennen. Anhaltend wirksam ist der Erfolg allerdings nur dann, wenn Sie die Fastenwoche für eine Änderung falscher Lebens- und Ernährungsgewohnheiten nutzen. Das »Fasten für Gesunde nach Dr. med. Lützner« eröffnet Ihnen die Chance, Gewichtsprobleme auf Dauer besser in den Griff zu bekommen. Lassen Sie sich begleiten auf dem neuen Weg, der zu einer besseren Lebensqualität führt durch mehr Gesundheit, Fitness und Wohlbefinden. (s. auch »Säulen der Gesundheit«, Seite 61).

Energieversorgung im Fasten

Die Umstellung auf Ernährung von innen ist abgeschlossen. Von nun an leben Sie – wie es Dr. Lützner auszudrücken pflegte – »aus der gut gefüllten Speisekammer des Körpers«. Für wie viele Tage das reicht, hängt von Ihrem Übergewicht ab. Unser Körper geht mit den Reserven sehr sparsam um, er versucht, möglichst lange damit auszukommen. Dieses Energie-Sparprogramm wird noch aufgebessert durch die Energie, die wir beim Essen für die Verdauungsvorgänge verbrauchen und die im Fasten für andere Aufgaben frei wird; das ist immerhin ein Drittel des gesammten Energieaufwandes.

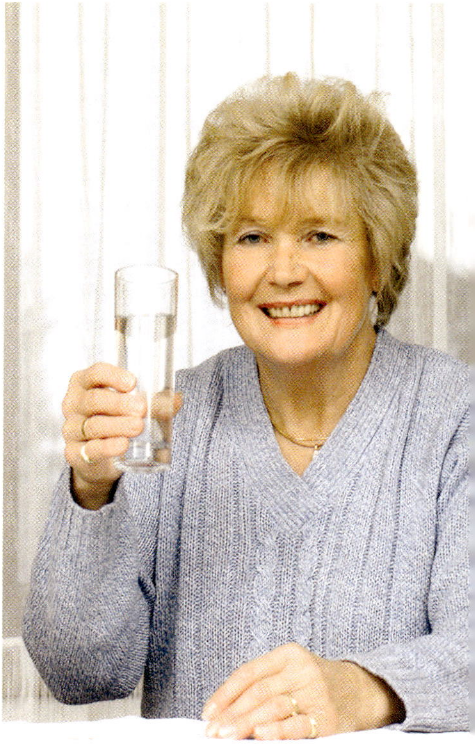

Fröhlich sein mit »Gänsewein«: Wasser, das wichtigste Fastengetränk.

Wie wir aus wissenschaftlichen Untersuchungen wissen, gewinnt der Körper aus dem Abbau der Fett- und Eiweiß-Reserven täglich 1.200 bis 1.400 Kalorien. Damit lässt sich im Fasten gut leben. Abgebaut und in Energie umgewandelt werden hauptsächlich Fette, die im Gewebe deponiert sind, etwas Eiweiß und Stoffwechsel-Zwischenprodukte, die im Bindegewebe zwischengelagert wurden. Wichtig zu wissen: *Abgebaut wird im Fasten nur Überflüssiges und Krankhaftes,* nie Lebenswichtiges wie Organe und Muskeln. Und für die Zufuhr von Vitaminen, Mineralien und Spurenelementen sorgen Gemüsebrühe, frisch gepresste Obstsäfte, Molke und Tees, die der Fastende jeden Tag zu sich nimmt. Alle weiteren Vorgänge, die während des Fastens in unserem Körper ablaufen, können wir der »Innensteuerung« überlassen. Unser Beitrag zum Gelingen besteht darin, uns natürlich zu verhalten, den Fähigkeiten unseres Körpers zu vertrauen und die Fastenregeln zu befolgen.

Zu welch großartigen Leistungen Menschen im Fasten fähig sind, zeigt das Beispiel einer Fastengruppe, die unter Leitung von Christof Michel von Lübeck bis Überlingen am Bodensee marschierte und dabei in 3 Wochen über 1.000 km zurücklegte. Jede Woche 1-mal wurden die Faster von einem Arzt untersucht, bevor er sie auf die nächste Etappe entließ. 10 von den 31 Teilnehmern erreichten Überlingen, die anderen mussten wegen Fußproblemen unterwegs aufgeben. Die Mitglieder der Gruppe wurden am Ziel nochmals medizinisch untersucht: sie hatten 10 – 15 Kilogramm abgenommen, waren aber sonst in bester Verfassung – und natürlich stolz auf ihre Leistung.

Ausscheiden statt speichern

Kot, Fäkalien, Exkremente – Begriffe, die wir nicht gerne in den Mund nehmen. Dabei gäbe es Gründe genug, darüber zu reden. Jeder Dritte leidet heute an Magen-Darm-Erkrankungen mit den Folgen Blähungen, Verstopfung, Durchfall. Ganz anders verhalten wir uns, wenn es um die Nahrungszufuhr geht: Kaum ein Gesprächsthema ist beliebter als »Essen und Trinken«. Seien wir ehrlich – auch wenn es noch so gut geschmeckt hat – richtig wohl fühlen wir uns erst dann, wenn die Verdauung und Darmentleerung reibungslos funktioniert. Im Fasten haben Magen und Darm Schonzeit. Der österreichische Fastenpionier Dr. Franz-Xaver Mayr erklärte es seinen Patienten so: »Fasten ist keine Rosskur, sondern eine Rastkur für den Darm«. Die beste Zeit, um Magen- und Darmprobleme wieder in Ordnung zu bringen.

Im Alltag sind wir auf Zufuhr programmiert, im Fasten ist es umgekehrt: Essen ist unwichtig – Ausscheiden ist wichtig! Wir wollen ja auch einiges loswerden, was uns belastet. Zum Beispiel Giftstoffe, die wir mit der Nahrung oder aus der Umwelt aufgenommen haben und »Schlackenstoffe«, das sind nicht restlos verbrannte Stoffwechselprodukte, die an den Gefäßinnenwänden und im Bindegewebe abgelagert wurden. Im Verlauf der Fastenwoche werden diese Schadstoffe und Schlackenstoffe frei und ausgeschieden: über Nieren, Leber und Darm, aber auch über Haut, Lunge, Zunge und Schleimhäute.

So unterstützen Sie die »Müllabfuhr«

Nutzen Sie das Fasten zu einer gründlichen inneren Reinigung. Je besser sie gelingt, umso wohler fühlen Sie sich hinterher. Was über welche Organe ausgeschieden wird und wie Sie die Ausscheidungsvorgänge unterstützen können, erfahren Sie im folgenden Abschnitt. Nach dessen Lektüre wird für Sie auch besser verständlich, warum die so genannten »Pflichtübungen« im Fasten so wichtig sind: Trinken, Einlauf, Leberwickel und Bewegung an frischer Luft.

Essen ist im Fasten unwichtig – Ausscheiden ist umso wichtiger.

Die Nieren: Scheiden die wasserlöslichen Schlackenstoffe, wie Harnsäure und Harnstoffe, aus. Das ist auch ein Grund, warum der Urin im Fasten oft gelblich ist und penetrant riecht. Die Nierenarbeit unterstützen wir durch Wassertrinken: 2 – 3 Liter pro Tag (je nach Körpergewicht) sind nötig. Dazu kommen noch Tees und Säfte.

Leber-Galle: Sorgen für die Ausscheidung fettgebundener Schadstoffe wie Pestizide, Konservierungsstoffe, Farbstoffe und andere Lebensmittelrückstände. Dazu kommen noch Medikamentenrückstände und Schwermetalle aus der Umwelt. Die Arbeit von Leber und Galle unterstützen wir mit Flachliegen und feuchter Wärme. Wir nutzen die Zeit der Mittagsruhe für den »Leberwickel« mit Wärmeflasche.

Darm: Hier landet der Großteil unseres Körpermülls. Damit nicht ein Teil davon wieder in den Blutkreislauf zurückgeführt wird (und dadurch Kopfweh und andere Probleme verursacht), muss der Darm regelmäßig gereinigt werden. Am schonendsten geschieht dies durch den Einlauf (Seite 40). Wer den Einlauf nicht machen will, hilft sich mit Sauerkrautsaft, Rizinusöl oder Bittersalz.

Die Haut: Unser flächenmäßig größtes Organ scheidet Stoffwechselrückstände aus und zwar durch Transpiration. Richtig zum Schwitzen kommen wir, wenn wir viel trinken und an der frischen Luft Bewegung machen.

Über **Lunge, Zunge und Schleimhäute** werden Schlackenstoffe ausgeschieden, über die Lunge in Form von gasförmigen Stoffwechselresten. Diesen Prozess fördern wir durch Abatmen bei Bewegung im Freien und Schlafen bei offenem Fenster. Wenn Ihre Zunge belegt ist und Sie zu »muffeln« beginnen, ist dies ein Zeichen, dass die Ausscheidung auch über diese Wege funktioniert. Und wenn Ihre Nase »rinnt«, ist das kein Schnupfen, sondern der Ausscheidungsvorgang über die Nasenschleimhaut.

Auch über die **Scheide** der Frau wird ausgeschieden, was als verstärkter Ausfluss wahrgenommen wird.

Fasten-Azidose – was ist das?

Im Fasten kommt es durch den Fettabbau zu einem Anstieg von sauren Zwischenprodukten, was als Azidose = Ansäuerung bezeichnet wird. Diese vermehrt angefallene Säure wird durch Alkalireserven des Körpers »gepuffert«, der Rest über Niere und Harnwege ausgeschieden. Das ist der Grund, warum der Urin anfangs gelblich gefärbt ist und penetrant riecht. Wir sorgen für einen basischen Ausgleich, indem wir täglich die Spalten einer Zitrone lutschen, Kräutertees und frisch gepresste Obst- und Gemüsesäfte trinken und unsere ebenfalls basische Fastensuppe essen. Auch Wassertrinken und Bewegung an frischer Luft hilft bei der Säureausscheidung mit.

Fastenbeschwerden – Fastenkrisen

Im Fasten ist einiges anders, das sollten Sie wissen, sonst machen Sie sich unnötige Sorgen. Unser Organismus arbeitet mit einem Sparprogramm, als Folge davon sinkt der Blutdruck etwas ab und wir frösteln schneller.

Auch Stimmungsschwankungen können gelegentlich auftreten. Informieren Sie sich über diese Veränderungen und stellen Sie sich darauf ein.

Dass ab und zu kleinere *Beschwerden* auftreten, gehört zum Fasten. Die Erfahrung zeigt allerdings, dass sie oft selbst gemacht sind. Kommt es zu Kopfschmerzen, leichtem Schwindel oder gar Hungergefühlen, dann sollten Sie selbstkritisch prüfen, ob Sie die Fastenregeln (Seite 12) und die »Pflichtübungen des Tages« auch richtig befolgt haben. Zu einer *Fastenkrise* kann es kommen, wenn der Faster schon vorher krank war oder mit einer besonderen seelischen Belastung ins Fasten gegangen ist. Fastenkrisen kommen völlig überraschend: Noch ging es dem Betroffenen gut, da befallen ihn Kopfweh, Gliederschmerzen und Schwäche – er fühlt sich, als sei er grippekrank. Jetzt wäre es falsch, das Fasten abzubrechen. Fastenkrisen sind Heilkrisen (griech. Krisis = entscheidende Wendung). Unterstützen Sie den natürlichen Heilvorgang durch Bettruhe und Wärme, trinken Sie Tees und Wasser und machen Sie den Einlauf. Heilkrisen gehen meist so rasch vorbei wie sie gekommen sind. Und hinterher haben Sie das Gefühl, etwas Belastendes losgeworden zu sein.

Das schadet im Fasten

Faster haben die Chance, sich von Sucht- und Genussmitteln zu befreien. Das andere ist der Verzicht: Wer fastet, macht die Erfahrung, dass vieles entbehrlich ist, was bisher unentbehrlich schien. Und er lernt den richtigen Umgang mit Lebens- und Genussmitteln – eine gute Voraussetzung, um zum echten Genießer zu werden. Wenn hier vor bestimmten Sucht- und Genussmitteln gewarnt wird, dann deshalb, weil sie im Fasten störend wirken oder sogar gesundheitsgefährdende Folgen haben.

Alkohol: Menschen, die gewohnt sind, ab und zu ein Gläschen zu trinken, werden keine Probleme haben, darauf im Fasten zu verzichten. Gewohnheitstrinker müssen in den ersten Tagen mit Entzugserscheinungen rechnen. Alkoholkranke dürfen auf keinen Fall selbständig fasten; ihnen kann in einer Fastenklinik geholfen werden, wo sie auch medizinisch und psychologisch betreut werden. Wer selbständig fastet, muss auf Alkohol verzichten, will er nicht den Erfolg des Fastens in

Frage stellen. Alkohol ist nämlich Gift für die Leber; er lockt die Verdauungssäfte (Folge ist Hunger), schädigt den Magen und raubt dazu noch dem Körper die lebenswichtigen Vitamine.

Nikotin: Eine gute Nachricht für Raucher: Das Fasten für Gesunde hat sich, wie unsere Erfahrung zeigt, zur Raucher-Entwöhnung bestens bewährt. Gleichzeitig sorgt es dafür, dass die Folgen des Rauchens, Schwermetalle und gespeichertes Teer, ausgeschieden werden. Letzteres ist erkennbar an der Zunge, die beim Raucher nach 2 Wochen schwarz wird. Wer fastet und dabei das Rauchen nicht einstellt, wird sich Probleme einhandeln: Es kommt zu Störungen im System der Blutwege und – als Folge davon – der Organfunktionen. Etwas könnte Raucher motivieren, das Fasten als Entwöhnungstherapie zu nutzen: Nach einigen Tagen schmeckt die Zigarette nicht mehr.

Genussmittel: Auch Genussmittel wie Kaffee und Süßigkeiten gehören nicht ins Fasten. Kaffeetrinken führt zur Aktivierung der Verdauungssäfte und schafft Magenprobleme. Süßigkeiten lassen den

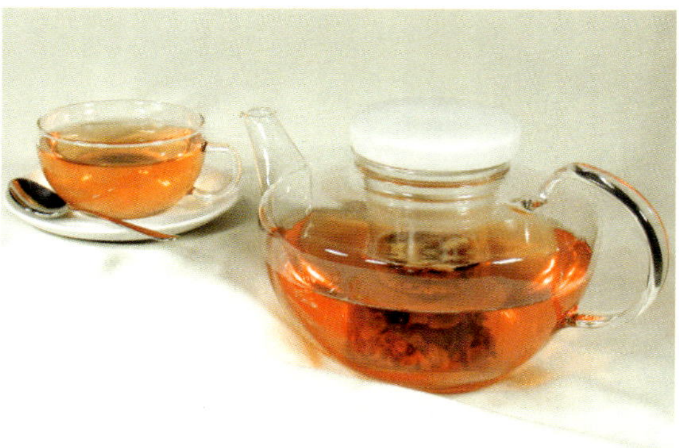

Auch Kräuter- und Früchtetees gehören zum Fasten.

Blutzuckerspiegel enorm ansteigen, was später zu Hungergefühlen führt. Wer erst einmal eine Woche ohne diese scheinbar so unentbehrlichen »Krücken« ausgekommen ist, wird erstaunt feststellen, dass sie leicht zu entbehren sind.

Essen im Fasten: Nahrungsaufnahme ist im Fasten tabu, auch »Kleinigkeiten«. Wer meint, eine Semmel oder ein Knäckebrot könne doch nicht schaden, wird sofort die Folgen spüren. Jeder Bissen muss verdaut werden und dazu stellt der Organismus wieder auf Essen um. Die Folge: Der Magen verlangt nach mehr, wir bekommen Hunger.

Faster, die sich gar zu einer Fleischmahlzeit hinreißen lassen, müssen damit rechnen, mit schweren Koliken und Kreislaufkollaps im Krankenhaus zu landen. Widerstehen Sie den Versuchungen: Es wäre schade, wenn Sie das Fasten abbrechen müssten.

Begleiterscheinungen und ihre Ursachen

Während des Fastens treten Veränderungen auf, über die Sie Bescheid wissen sollten. Wenn Sie zum Beispiel ab und zu frösteln, wenn Ihre Nase rinnt oder der Urin sich gelblich färbt, sollte Sie das nicht beunruhigen. Diese Symptome zeigen lediglich an, dass Sie im Fasten sind und die Ausscheidungen funktionieren.

Nach Beendigung des Fastens stellt Ihr Körper den ursprünglichen Zustand wieder her. Unangenehme Begleiterscheinungen verschwinden wieder, leider auch positive, wie ein besserer Geruchs- und Geschmackssinn.

Was im Fasten anders sein kann – von A – Z

Aufstoßen: Kann bei magenempfindlichen Menschen vorkommen. Ursache: Säuresekretion durch Fettabbau. Was hilft? Kamillentee, Haferschleimsuppe oder 1 EL Heilerde, in Wasser aufgelöst.

Bäder: Vollbäder über 37 °C sind nichts für Faster. Auch von Thermenbesuchen und Sauna ist in den ersten Tagen abzuraten (Kreislaufbelastung!).

Blutdruck: Ist im Fasten etwas niedriger. Ursache: Unser Organismus läuft auf Energie-Sparprogramm. Was tun? Viel Bewegung an der frischen Luft, damit der Kreislauf in Gang kommt und Wassertrinken.

Darmentleerung: Funktioniert im Fasten mit Hilfe des Einlaufs. Sonst ist im Fasten für Magen und Darm Ruhezeit, Erkrankungen können ausheilen, die Darmflora kann sich regenerieren. Erst in den Aufbautagen beginnt die normale Verdauungsarbeit wieder.

Durstgefühl: Ist im Fasten nicht stärker als sonst. Warten Sie also nicht darauf, sondern trinken Sie täglich kontrolliert 2 – 3 Liter Wasser. So viel brauchen Sie, damit die Ausscheidungen richtig funktionieren.

Entwässern: Wer im Fasten oft aufs Klo muss, darf sich freuen: Der Organismus entwässert, über die Nieren werden Giftstoffe ausgeschieden.

Füße: Sind im Fasten öfter kalt. Ursache: Niedriger Blutdruck. Was tun? Ansteigendes Fußbad nach Kneipp, warme Socken anziehen, viel Bewegung machen.

Frösteln/Frieren: Wer fastet, neigt zum Frösteln. Ursache: Unser Körper versucht Energie zu sparen. Was tun? Wärmer anziehen, viel Bewegung, Wärmeflasche benutzen.

Gelenke: Können in den ersten Tagen schmerzen, vor allem, wenn Sie Arthrose oder Rheuma haben. Nach einigen Tagen spüren Sie eine Besserung: die Gelenke schmerzen weniger und werden beweglicher.

Geruchs- und Geschmacksempfindungen: Sind während des Fastens deutlich besser. Leider »normalisieren« sich diese Sinnesleistungen später wieder.

Harnsäure: Fällt im Fasten vermehrt an (Fasten-Azidose), vor allem bei Übergewichtigen und Fleischessern, die bereits vor Fastenbeginn erhöhte Harnsäurewerte hatten. Zu erkennen am gelblich verfärbten Urin und am Geruch. Wird kompensiert durch viel Trinken, Zitronenspalten lutschen und Gaben von Basenpulver (siehe auch »Fasten-Azidose – was ist das? Seite 20).

Haut: Bereits vorhandene Hautprobleme können sich in den ersten Tagen verstärken, um dann ganz zu verschwinden. Generell wird die Haut im Fasten schöner, das Bindegewebe strafft sich.

Hunger: Kann am 1. und 2. Fastentag noch einmal kurz auftreten. Was tun? Viel trinken und den Einlauf machen. Hungergefühle bitte nicht mit Essensgelüsten oder Entzugserscheinungen von Rauchern und Gewohnheitstrinkern verwechseln.

Was im Fasten anders sein kann – von A – Z

Konzentration: Kann zwischendurch schwächer sein. Wer im Berufsalltag fastet, muss das wissen. Vor allem, wenn er einen Beruf ausübt, bei dem er Verantwortung für andere übernimmt (Bus- oder Taxifahrer).

Kopfschmerzen: Können in den ersten Fastentagen auftreten. Ursache: Die starke Entwässerung oder Entzugserscheinungen durch starken Kaffeekonsum. Was tun? Viel trinken, entspannen, Einlauf machen.

Körpergeruch: Macht sich gegen Ende der ersten Fastenwoche bemerkbar. Ursache: Ausscheidungen über Haut und Lunge. Was tun? Verbesserte Körperhygiene, Wäsche öfter wechseln oder zum Lüften aufhängen.

Kreativität: Steigt ab dem 3./4. Fastentag. Sie bekommen Lust auf Neues, denken vielleicht über Veränderungen in Ihrem Leben nach. Nutzen Sie die Zeit für künstlerische Arbeiten, die Ihnen Spaß machen.

Kreislauf: Kann in der Anfangsphase etwas wacklig sein. Ursachen: Vorhergegangene Überlastung. Sie sind Hypotoniker und der Blutdruck ist stark abgesunken. Sie haben gerade eine Grippe überwunden. Was tun? Hinlegen und die Beine hochlagern. Rosmarintee mit 1 TL Honig trinken. Kurze Spaziergänge machen.

Kreuzschmerzen: Können in den ersten Tagen auftreten. Ursache: Entwässerung verspannter und entschlackter Muskeln. Was tun? Schwimmen, Massage mit Lymphdrainage, feuchtwarme Auflagen.

Leistungsfähigkeit: Ist nach den Umstellungstagen gut. Einzige Einschränkung: Keine spontanen Krafteinsätze, sie könnten zu Kreislaufproblemen führen. Dauerleistungen werden gut vertragen. Zu empfehlen sind: dosiertes Laufen, schnelles Gehen, Radfahren, Schwimmen, Wandern.

Merkfähigkeit: Ist während des Fastens etwas verschlechtert (was beim Fasten im Beruf unangenehm sein kann).

Medikamente: Haben eine verstärkte Wirkung im Fasten und können die Abläufe des Fastens sogar blockieren. Dies sollte auch Ihr Arzt wissen, den Sie vor Fastenbeginn konsultieren sollten, wenn Sie nicht ganz gesund sind. Abführmittel, Beruhigungs- und Schlafmittel dürfen nicht genommen werden, da sie die natürlichen Heilkräfte behindern. Für kleine Störungen im Fasten sind Heilpflanzen und Homöopathika zu empfehlen.

Monatsregel: Kann sich im Fasten zeitlich verschieben oder ganz ausbleiben. Deshalb Vorsicht bei natürlicher Geburtenkontrolle!

Mundgeruch: Macht sich in der ersten Woche nur schwach bemerkbar. Ursache: Ausscheidungen über Lunge, Zunge und Mundschleimhäute. Was tun? Öfter Zähne putzen, aufgelöste Heilerde trinken, Zitrone lutschen, Kräuter kauen oder mit einer Kamillen- oder Arnikatinktur gurgeln.

Pille: Wie alle Medikamente wirkt auch die Pille nicht, wenn sie vor dem »Glaubern« eingenommen wird.

Rauchen: Sollte während des Fastens eingestellt werden. Nutzen Sie die Fastenwoche zur Raucherentwöhnung. Raucher berichten immer wieder, dass die Zigarette im Fasten nicht mehr schmeckt.

Reaktionen: Körperliche Reaktionen sind im Fasten verlangsamt. Deshalb Vorsicht beim Autofahren, (längerer Bremsweg), beim Treppensteigen und beim Hantieren mit Maschinen.

Schlaf: Der Faster kommt mit weniger Schlaf aus. Nicht darüber ärgern – einfach annehmen. Was hilft: Wärmeflasche für die kalten Füße, Schlaftees trinken, Kneipp'sche Ganzkörperwaschung.

Schwindel: Kann in den ersten Tagen auftreten. Ursache: Niedriger Blutdruck, Berufsstress, Schlafdefizit. Das hilft: Hinlegen und Beine hochlagern. Rosmarintee trinken.

Stimmungsschwankungen: Kommen im Fasten hin und wieder vor. Ursache: Seele und Geist fasten mit. Was tun? Ausgedehnte Spaziergänge, ein Gespräch mit Freunden. Aufschreiben was Sie bedrückt.

Sehen: Die Sehschärfe kann etwas nachlassen. Ursache: Verminderter Augendruck. Normalisiert sich nach Beendigung des Fastens wieder. Besondere Vorsicht beim Autofahren.

Sexualität: Kann sich im Fasten verändern: In Richtung mehr oder weniger Lust. Vielleicht entdecken Sie in dieser Zeit mit Ihrem Partner wieder die Freude am Kuscheln.

Sonnenbäder: Sind ein starker Reiz und sollten im Fasten gut dosiert werden. Ein Zuviel kann zu vegetativen Störungen und Kreislaufproblemen führen.

Sport: Keine Sprints im Fasten und nicht zu sehr an die Leistungsgrenze herangehen. Ausdauersport wird gut vertragen, soweit es die Kondition erlaubt. Beim Joggen locker traben, dazwischen Geh-Intervalle.

Träume: Im Fasten kommt auch seelischer Müll hoch. Das wird in den Träumen der Fastennächte deutlich. Schreiben Sie das Geträumte auf und sprechen Sie mit einem Freund darüber.

Unruhige Beine: Betroffen davon sind meist Faster, die durch die Einnahme von Abführ- oder Entwässerungsmitteln mit einem Kalium- oder Magnesiummangel ins Fasten gegangen sind. Hier ist ein Teelöffel »Basenpulver« zu empfehlen, das diese Mineralstoffe enthält. Auch Kneipp-Anwendungen wie Beingüsse und Wassertreten helfen.

Urin: Ist in den ersten Tagen gelblich gefärbt und riecht penetrant. Ursache: Der Organismus entgiftet. Es fällt mehr Harnsäure an. Was tun? Täglich 1 Zitrone in Spalten schneiden und lutschen oder ins Wasser geben. Viel trinken.

Zunge: Ist im Fasten und in der Aufbauzeit belegt – grau bis gelblich. Bei Rauchern wird sie dunkel bis schwarz, wegen des Teers, der ausgeschieden wird. Was tun? Mit der Zahnbürste Belag entfernen und öfter den Mund spülen.

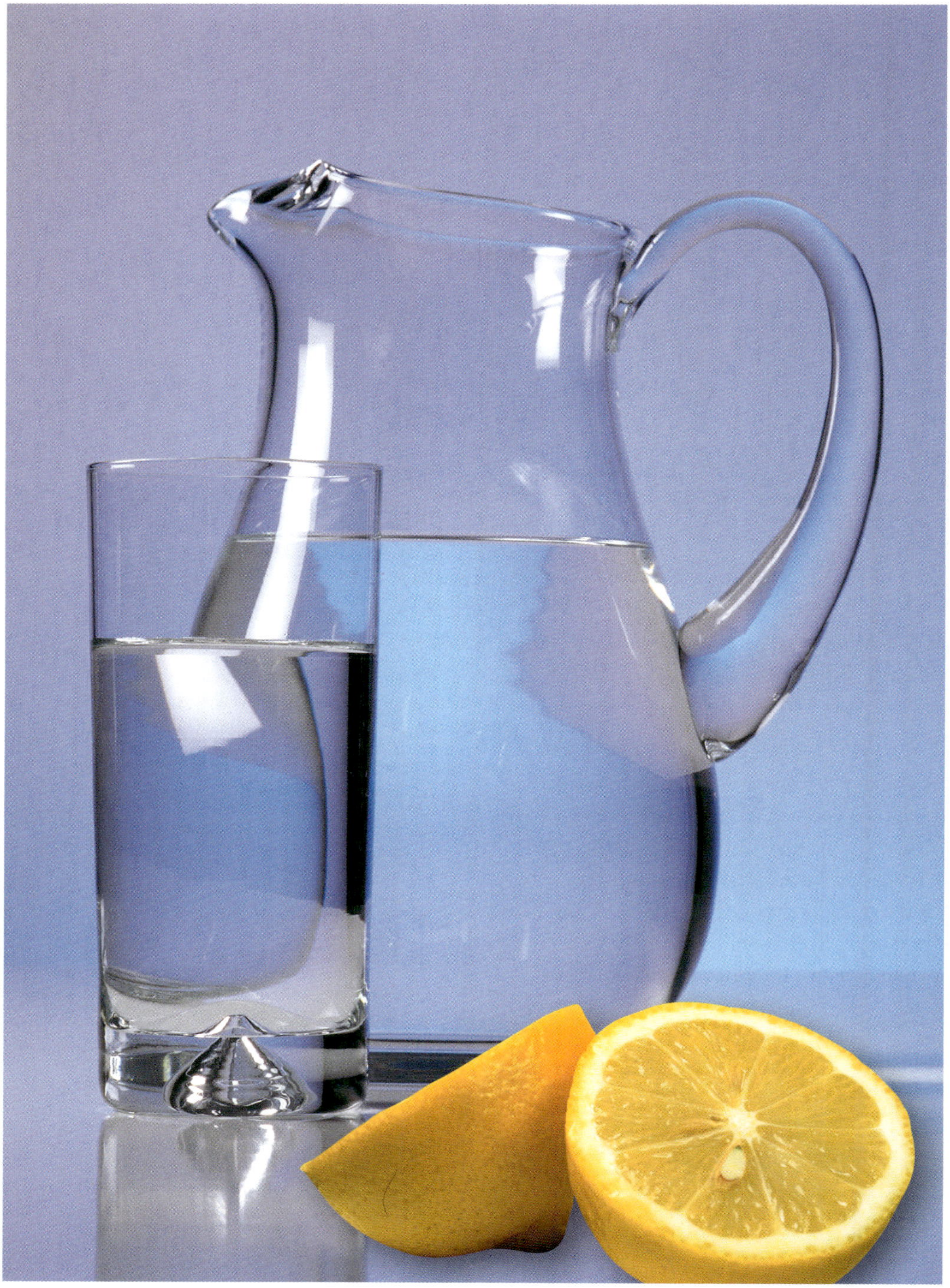

Quellwasser oder natürliches Mineralwasser kontrolliert trinken.

Umschalten von Essen auf Fasten

Bevor Sie ins Fasten einsteigen, noch ein paar Zeilen Fastenphysiologie. Zum besseren Verständnis der Vorgänge, die unseren Organismus veranlassen, von Essen auf Ernährung von innen umzustellen.

Erster Schritt: Die richtige Einstellung gewinnen. Sie wissen bereits, dass Sie die angeborene Fähigkeit zum Fasten besitzen, sie muss lediglich geweckt und eingeübt werden. Vertrauen Sie dabei auf die Selbstregulierungskräfte des Körpers. Sie werden quasi auf »Autopilot« geschaltet, eine Innensteuerung, der Sie sich ganz überlassen können. Mental bereiten wir uns auf das Fasten vor, indem wir unserem Körper Bereitschaft signalisieren, mit dem festen Vorsatz »Ich will fasten«. Das ist wichtig, denn ohne unseren Willen geschieht nichts.

Zweiter Schritt: Darmentleerung. Am Entlastungstag haben wir nur noch wenig gegessen: Reis, Kartoffeln, Obst, leichte Kost, die den Magen entlastet und beim Entwässern hilft. Am darauf folgenden Morgen, es ist der 1. Fastentag, trinken wir den »Glaubertrank«, das ist 30 oder 40 Gramm in (1/2 Liter oder 3/4 Liter) Wasser aufgelöstes Glaubersalz (Natriumsulfathydrat). Durch den chemischen Reiz des Getränkes kommt es zu einer ultimativen Entleerung des Dünn- und Dickdarms – für den Organismus das »Codewort«, auf Ernährung von innen umzuschalten. Bei Übergewichtigen entwässert das Glaubern gleichzeitig, was die Waage als Gewichtsverlust bis zu 2 Kilo anzeigt. Wird der Darm nicht vollständig entleert, kann sich die Umstellung verzögern. Wir helfen in solchen Fällen nach, indem wir am Abend den Einlauf machen und so den Darm noch einmal reinigen. Jetzt gibt es nichts mehr zu holen, der Körper schaltet endgültig auf Fasten um, die Produktion von Magensäure und anderen Verdauungssäften wird gedrosselt und schließlich eingestellt. Der gesamte Verdauungsapparat ruht für die Zeit des Fastens – das Hungergefühl erlischt.

Erstes Erfolgserlebnis

Sobald die Umstellung gelungen ist und Sie kein Hungergefühl mehr haben, geht es Ihnen von Tag zu Tag besser. Dieses erste »Aha«-Erlebnis – nichts zu essen und dabei keinen Hunger zu verspüren – stärkt Ihr Selbstbewusstsein und Ihr Vertrauen ins Fasten. Sie gewinnen an Sicherheit, denn Sie wissen jetzt aus eigener Erfahrung, dass Leben ohne feste Nahrung möglich ist. Nach einigen Tagen merken Sie, dass Ihnen neue Kraft zuwächst, Sie wieder Lust auf Bewegung bekommen. Ursache ist ein Energiegewinn, der sich einfach erklären lässt: Es sind jene 30 % Energieaufwand, die der Organismus normalerweise für die Verdauung braucht und die Ihnen jetzt für andere Aktivitäten zur freien Verfügung stehen.

Nützen Sie diesen Energie-Zugewinn für Aktivitäten aller Art. Für Wanderungen und ausgedehnte Spaziergänge, zum Schwimmen und Radfahren, aber auch für Aufgaben, die Sie im Alltag immer wieder aufgeschoben haben: wie Briefe schreiben, Musik hören, ein interessantes Buch lesen.

Ganzheitlich fasten

Im Fasten stellen wir um – von Ernährung von außen auf Ernährung von innen. Dieser Umschaltprozess hilft uns auch dabei, vom Zustand des Außer-sich-Seins, wie er im Stress des Alltags erlebt wird, zur Mitte unseres Selbst zu kommen. Diese Wende nach innen macht offen und hellsichtig.

Mahadma Ghandi, der ein großer Faster war, meinte, er könnte auf das Fasten ebenso wenig verzichten wie auf die Augen. »Was die Augen für die äußere Welt sind, ist das Fasten für die innere«. In den Fastenkursen erleben wir immer wieder, dass die Teilnehmer(innen) intuitiv das Schweigen und die Stille suchen. Sie wollen allein sein, um mit sich ins Reine zu kommen.

Im Fasten werden wir auch sensibler für Sinneswahrnehmungen. Faster berichten, dass sie Gerüche wieder so intensiv erleben wie in ihrer Jugend. Auch Farben und Formen werden neu wahrgenommen. Dr. Otto Buchinger, der deutsche Fastenpionier, beobachtete bei seinen Patienten: »Eine Art Lösung und Lockerung verkrampften seelischen Gefüges ist erkennbar, eine Klärung der Lage und eine höhere Feinfühligkeit.«

Fasteneuphorie

Wer schon einmal gefastet hat, weiß wie das ist: Im Verlauf der Fastenwoche hebt sich die Stimmungslage, ja es kommt sogar ein Gefühl von Euphorie auf. Ursache dafür, fanden Wissenschaftler der Universität Göttingen heraus, ist das serotonerge System, eine Ansammlung von Nervenzellen im Mittelhirn, das den Botenstoff Serotonin ausschüttet. Ab dem 4./5. Fastentag steigt die Substanz des »Glückshormons« und mit ihr das Hochgefühl. Die Göttinger Wissenschaftler entdeckten auch, dass ein hoher Kortisolspiegel, wie er typisch ist für Personen, die unter starkem psychischem Druck stehen, während des Fastens auf normale Werte absinkt. So wurden Probanden, die sonst eher als verschlossen galten und nichts an sich heranließen, im Fasten wesentlich offener, freundlicher und zugänglicher.

Fastennacht und Schlafstörungen

Sie haben keine Schlafprobleme? Dann wird Sie nur der erste Absatz interessieren. Alle Fastenden sollten wissen, dass der Schlaf im Fasten kürzer oder oberflächlicher sein kann. Er wird auch ab und zu unterbrochen, weil Sie aufs Klo müssen. Wir trinken tagsüber viel, der Organismus entwässert – auch nachts.

Dazu kommt noch: Wenn Sie die Mittagsruhe mit dem warmen Leberwickel zu einem ausgedehnten Nickerchen nützen, könnte sich das nächtliche Schlafbedürfnis noch um einiges verringern. Kann sein, dass Sie aufwachen und danach nicht gleich wieder einschlafen. Nicht ärgern, nehmen Sie es gelassen. Nutzen Sie die Schlafpause für sinnvolles Tun. Lesen Sie oder denken Sie über Ihre Lebenssituation nach, über Ihr Verhältnis zum Partner, zu Ihren Berufskolleg(inn)en. Machen Sie sich darüber Notizen; Geschriebenes kann einen wirklichen Entlastungseffekt haben.

Schwerer tun sich Menschen, die bereits mit Schlafproblemen zum Fasten gekommen sind. All jenen, die versuchen, ihre Schlafstörungen mit Tabletten zu beheben, sei gesagt: Das auf chemischem Weg hergestellte, dauerhaft wirksame Schlafmittel gibt es nicht. Viel Erfolg versprechender ist der Versuch, die Einstellung zum Schlaf zu korrigieren.

Häufigste Fehler sind die falsche Schlaferwartung und die unrealistische Einschätzung des eigenen Schlafverhaltens. So ist die Behauptung »Heute Nacht habe ich kein Auge zugemacht« unzutreffend. Die totale Schlafstörung gibt es nicht, das haben Tests im Schlaflabor eindeutig bewiesen. Selbst schwer Schlafgestörte schliefen mindestens zwei Stunden. Das bedeutet, der Organismus holt sich das Quantum Schlaf, das er zur Aufrechterhaltung seiner Funktionen braucht.

Für den Erholungseffekt durch den Nachtschlaf ist nicht in erster Linie die Schlafdauer maßgebend, sondern die Schlafqualität. Der erste Schritt zur Korrektur einer falschen Schlaferwartung ist das Einnehmen einer so genannten »Indifferenzhaltung«. Sie kann mit der formelhaften Vorsatzbildung eingelernt werden: »Schlaf gleichgültig – Ruhe wichtig«. Der deutsche Schlafforscher Prof. D. Langen erklärte das anschaulich mit dem Bild von der Taube: Greift man nach ihr, fliegt sie weg, hält man ihr die Hand hin, lässt sie sich darauf nieder.

Das fördert den Nachtschlaf

- Verbringen Sie abends nicht Stunden vor dem Fernseher. Die Programme sind zwar meist zum Einschlafen, die Abstrahlung des Gerätes kann aber zu Durchschlafstörungen führen.
- Machen Sie vor dem Schlafengehen einen kleinen Spaziergang. Das tut dem Kreislauf gut und entlastet den Kopf.
- Gehen Sie nicht mit kalten Füßen ins Bett. Vorher ein ansteigendes Fußbad nach Kneipp (siehe Seite 46) nehmen oder im Bett die Wärmeflasche an die Füße legen.
- Machen Sie über Nacht die Heizung aus und öffnen Sie das Fenster. Faster brauchen viel Sauerstoff, auch im Schlaf.
- Wenn Sie in der Nacht wach geworden sind und nicht wieder einschlafen können: Nach Pfarrer Kneipp den ganzen Körper kalt (beginnend am vom Herzen entferntesten Teil) abwaschen und nicht abgetrocknet wieder ins Bett gehen. Danach wird Ihnen wohlig warm.
- Schlaftees trinken. Rezepte, die den nächtlichen Schlaf fördern, finden Sie auf Seite 39.
- Autogenes Training machen. Die Wärme- und Schwereübungen bringen Sie zur Ruhe, wärmen den Körper und führen zur Indifferenzhaltung gegenüber Schlafstörungen.

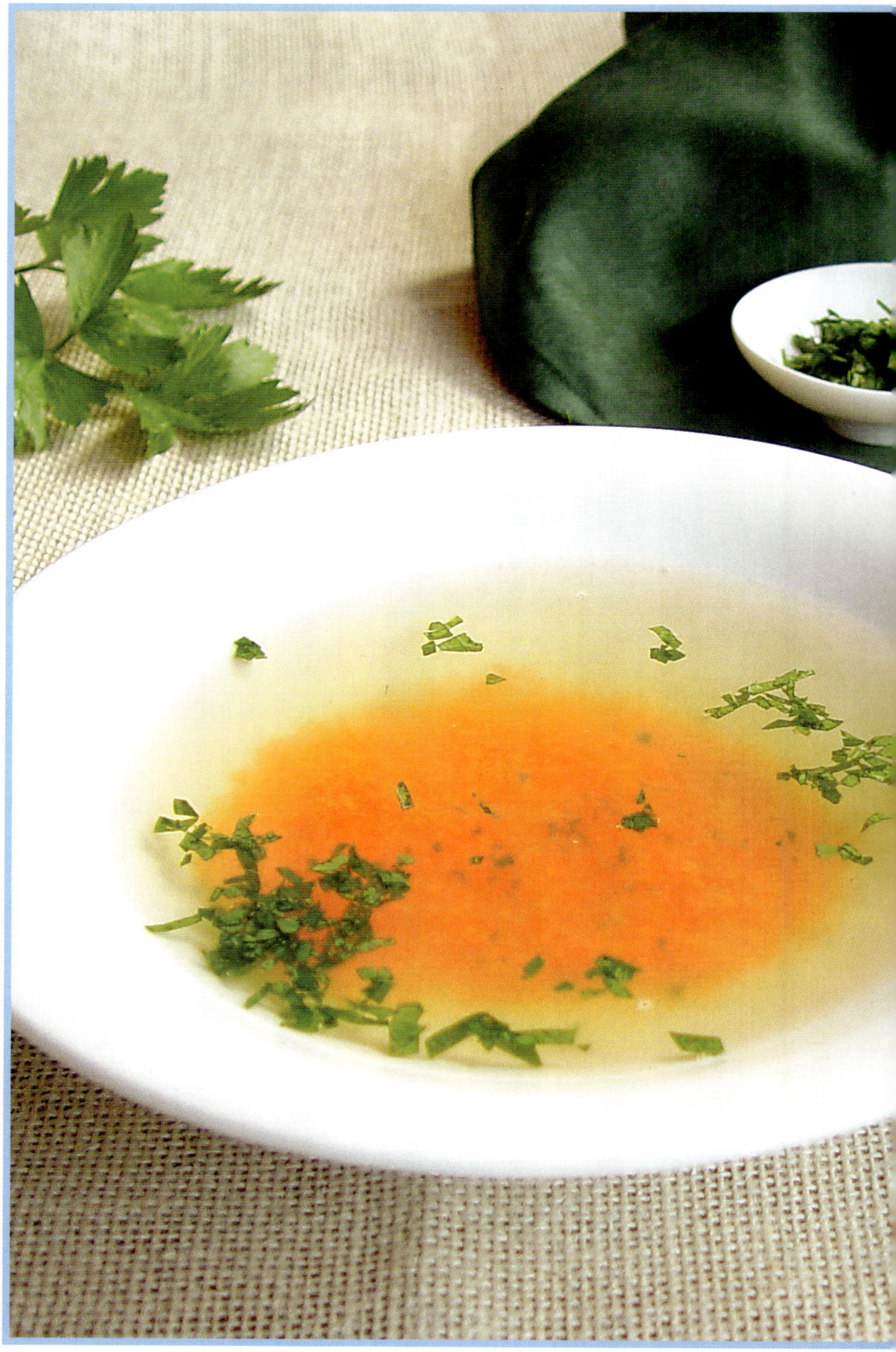

Die tägliche Fastensuppe – wohlschmeckend und wärmend.

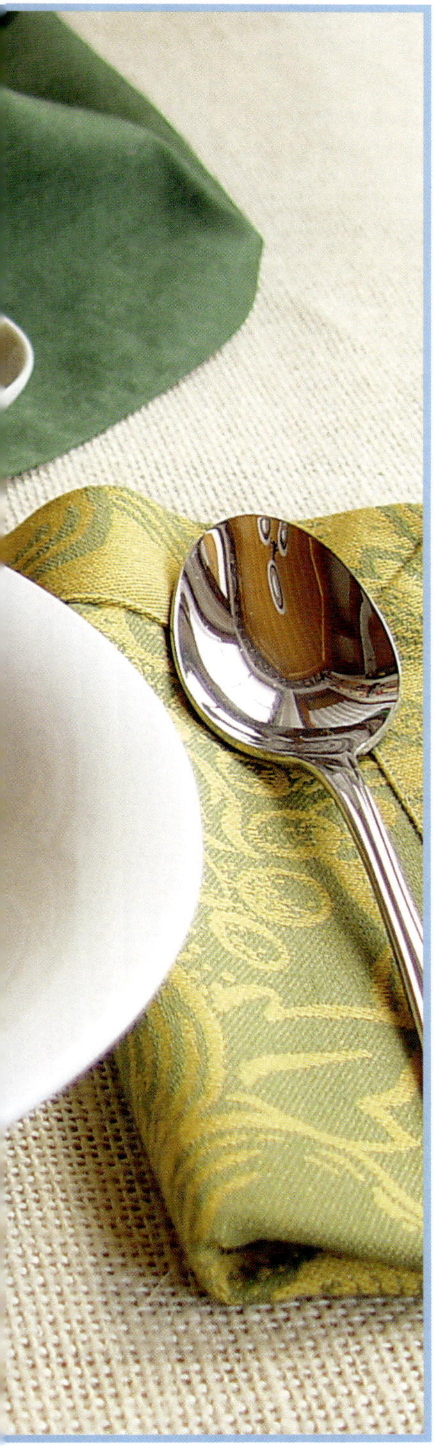

Zweiter Teil

Fasten-Praxis

Am Anfang steht der »Entlastungstag« mit Reduktionskost, ihm folgt das »Glaubern« und der Einstieg ins Fasten.
Dieser Abschnitt des Buches macht Sie mit allem vertraut, was Sie für ein erfolgreiches Fasten brauchen und er zeigt Ihnen, wie Sie sich verhalten müssen, damit die Fastenwoche harmonisch verläuft.
Dazu gehören Tagespläne, Rezepte für Fastenspeisen und -getränke, sowie exakte Anleitungen für Einlauf und Leberwickel.

Der Entlastungstag

Das Fasten beginnt mit dem Entlastungstag. Er ist wichtig als Zäsur zwischen dem lauten und hektischen Alltag und der besinnlichen Zeit des Fastens. Wer ihn mit Ernsthaftigkeit begeht, wird leichter die richtige Einstellung finden und es wird ihm auch die Umstellung auf ein Leben ohne Nahrung besser gelingen.

Werfen Sie Ballast ab, machen Sie sich frei von allem, was Sie belastet hat und den Erfolg des Fastens gefährden könnte: Berufsstress, Konsumzwänge, Lärm und Reizüberflutung durch die Medien. Und verzichten Sie schon am Entlastungstag auf Genussmittel wie Alkohol, Nikotin, Kaffee und Süßigkeiten. Fasten heißt, in die Stille gehen, zu sich selbst finden. Machen Sie Spaziergänge, lesen Sie im Fastenbuch oder schlafen Sie sich aus, falls Sie Nachholbedarf haben.

Hinweis für den Erstfaster

Wenn Sie zu Hause fasten, sollten Sie vorsorglich »reinen Tisch« machen:

- ☐ Besorgungen erledigen, Termine absagen, Freunde informieren.
- ☐ Kühlschrank räumen, Lebensmittel, die verderben könnten, an Nachbarn oder Freunde verschenken.
- ☐ Alkoholische Getränke und Limonaden im Keller verstauen.
- ☐ Süßigkeiten wie Schokolade, Kuchen, Bonbons verschenken.
- ☐ Zigaretten, Zigarren, Pfeife verpacken und wegschließen.

Diese Maßnahmen sind sinnvoll als Vorsorge gegen Versuchungen, tun aber auch als symbolische Handlung ihre Wirkung. Ihre Botschaft lautet: Ich verzichte ab sofort auf alles, was nicht lebensnotwendig ist.

Am Entlastungstag gibt es noch etwas zu essen, allerdings nur kleine Portionen und leichte Kost, die den Magen nicht belastet. Dafür trinken wir viel: 2 bis 3 Liter Flüssigkeit, bestehend aus Tees, Säften und Wasser.

Hier eine kleine Auswahl fürs Mittagessen. Besonders zu empfehlen sind Gerichte aus Kartoffeln, Vollreis und Gemüse; diese Lebensmittel entwässern und sind in ihrer Wirkung basisch.

Am Abend, nicht später als 18 Uhr, gibt es noch Jogurt oder Buttermilch (mit 1 Esslöffel Leinsamen), Tee, ein paar Scheiben Knäckebrot und Obst.

Reduktionskost (wählen Sie aus):

- *Wildreis* mit Gemüsearten wie Erbsen, Karotten, Brokkoli, Zucchini.
- *Pellkartoffeln* mit etwas Butter und Kräuterquark.
- *Frischkost* aus Wurzelgemüse (fein geraspelt) und Blattsalaten mit Jogurtdressing.
- *Vollkornmüsli* mit Trockenfrüchten (Pflaumen, Datteln oder Feigen) und Nüssen.
- *Kartoffelsuppe* mit etwas Karotten, Lauch und Petersilienwurzel.
- *Gemüsesuppe* mit verschiedenen Gemüsearten nach Saisonangebot.

Für alles, was Sie am Entlastungstag essen, gilt: wenig salzen, mit Kräutern und Hefeflocken würzen, scharfe Gewürze meiden, wenig Fett verwenden, Zucker weglassen.
Diese Reduktionskost kann auch später im Alltag für Sie eine Entlastung sein, vor allem dann, wenn Sie am Vortag Ihrem Magen durch eine üppige Mahlzeit zu viel zugemutet haben.

Für Erstfaster ist jetzt die Zeit, sich noch einmal mit Ängsten und Vorurteilen auseinander zu setzen. Dass bei Unerfahrenen Zweifel aufkommen, ist normal – schließlich ist Fasten eine Selbsterfahrung: Nur wer selber gefastet hat, weiß, was Fasten wirklich ist. Vertrauen Sie den Fähigkeiten Ihres Körpers und den Erfahrungen von Millionen Menschen, die bereits erfolgreich gefastet haben.

Einkaufsliste Fastenwoche

Aus Apotheke, Drogerie oder Sanitärgeschäft:

- ☐ Einlaufgerät (mit Darmrohr)
- ☐ 30 oder 40 Gramm Glaubersalz (körnig)
- ☐ 1 Päckchen Basenpulver
- ☐ 1 Päckchen Heilerde (zum Trinken)
- ☐ 1 Packung Haferflocken
- ☐ 1 Päckchen Leinsamen (geschrotet)
- ☐ verschiedene Sorten Tee (je 50 Gramm)
- ☐ 1 Fläschchen Hautöl
- ☐ 1 Trockenbürste (oder Bürstenhandschuh)

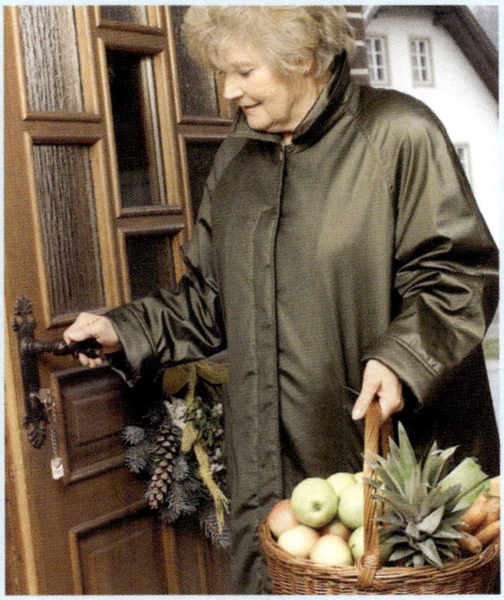

Vom Markt, aus Bioladen oder Bioabteilung im Supermarkt:

- ☐ 5 ungespritzte Zitronen
- ☐ 1 Glas Honig (vom Imker)
- ☐ 1 Liter frische Molke oder
  1 Päckchen Molkepulver
- ☐ 1/2 Liter Buttermilch

Für die Fastensuppe
(Bedarf für 2 Tassen = etwa 1/2 Kilo Gemüse):

- ☐ Kartoffeln
- ☐ Karotten
- ☐ Sellerie
- ☐ Petersilienwurzel
- ☐ Tomaten
- ☐ Zucchini
- ☐ Petersilienkraut
- ☐ Liebstöckel (Maggikraut)

Für die Obst- und Gemüsesäfte
(Tagesbedarf: 1/4 Liter gepresster Saft)

- ☐ Orangen
- ☐ Äpfel
- ☐ Ananas
- ☐ Karotten
- ☐ Sellerie
- ☐ Rote Rüben

Wer keine Gelegenheit hat, sich die Obst- und Gemüsesäfte frisch zu pressen, besorgt sich Bio-Fertigsäfte aus Reformhaus oder Apotheke.

Die Fastenwoche im Überblick

Tag	Befindlichkeit	Leitsätze/Zitate
Entlastungstag	Als Zäsur zwischen dem lauten, hektischen Alltag und den stillen Fastentagen. Entlastung von kalorienreichem Essen und Genussmitteln. Sich in Ruhe auf das Fasten einstellen. Abstand gewinnen von Beruf und Konsum-Gewohnheiten.	*»Jeder kann seine Ziele erreichen – wenn er denken kann, wenn er warten kann, wenn er fasten kann.«* Hermann Hesse
1. Fastentag	Auch «Glaubertag" genannt. Am Vormittag Glaubertrank einnehmen. Darmentleerung. Umstellung auf Fasten beginnt. Wenn der Bauch kneift, hinlegen und Wärmeflasche benützen. Nachmittags Spaziergänge machen. Abends früh ins Bett.	*»Ich glaube an die Heilkräfte der Natur, faste mit Mut und Vertrauen.«*
2. Fastentag	Die Umstellung auf »Ernährung von innen« ist abgeschlossen. Körper arbeitet auf Sparbetrieb. Wenn noch Hungerreste vorhanden, dann Wasser trinken. Wer überarbeitet war – ausschlafen. Bei Rauchern und Gewohnheitstrinkern sind Entzugserscheinungen möglich. Viel Wasser trinken und Einlauf machen.	*»Stille ist da. Sie ist mehr als die Abwesenheit von Lärm. Wir können sie nicht machen, wir können sie nur zulassen, indem wir alle Betriebsamkei[t] und Geschäftigkeit ablegen.«* Niklaus Brantschen
3. Fastentag	Der Körper hat sich vollständig auf das Fasten eingestellt. Der Kreislauf ist stabilisiert, Hungergefühle sind verschwunden. Nun ist es Zeit sich aufzuraffen und aktiv zu werden. Machen Sie das, wozu Sie Lust haben. Briefe schreiben, Musik hören, ein Buch lesen.	*»Etwas ganz Besonderes ist das Wasser. Es stillt nicht bloß den Durst, sondern ist auch das allererste und vorzüglichste Heilmittel für den menschlichen Körper.«* Sebastian Kneipp
4. Fastentag	Sie sind jetzt richtig belastbar und meist auch unternehmungslustig gestimmt. Ihre Kreativität ist erwacht. Wagen Sie Neues. Am 4. Fastentag können seelische Probleme an die Oberfläche kommen, die im Alltag verdrängt wurden. Setzen Sie sich damit auseinander – schreiben Sie auf, was Sie bewegt.	*»Das Fasten ist ein Teil meines Wesens. Was die Augen für die äußere Welt sind, das ist das Fasten für die innere.« Mahadma Ghandi*
5. Fastentag	Fünfter und letzter Fastentag: Ihr Selbstbewusstsein ist gestiegen. Sie wissen jetzt, dass Leben ohne feste Nahrung möglich ist. Wer das Fasten am nächsten Tag beenden will, sollte heute Einkäufe für die Aufbautage machen (s. Seite 53)	*»Ich gestalte mein Leben neu mit mehr Mut, Offenheit und Selbstvertrauen«.*
Erster Aufbautag	Heute ist Fastenbrechen und zugleich der erste Aufbautag. Vormittags ein reifer Bio-Apfel als erste feste Nahrung (s. Seite 52). Weiter viel trinken, denn auch beim Aufbau scheidet der Körper noch Giftstoffe aus.	*»Was immer Du tust, tue es hier und jetzt. Der Augenblick ist der einzige Ort, an dem Du das Leben packen, erleben, spüren kannst.«* Drukpa Rinpoche

Suppen – Säfte – Tees	Bewegung	Pflichtübungen
Am Entlastungstag nur leichte Kost: Einfache Gerichte mit Kartoffeln, Reis, Gemüse. Oder Obst und Sauermilchprodukte (Vorschläge für den Entlastungstag Seite 32). Viel Wasser trinken. Und Tees zum Entwässern.	Viel Bewegung an der frischen Luft machen. Dazwischen Ruhephasen. Bei Fasten-Ferien Urlaubsort und Umgebung erkunden.	Viel Wasser trinken. Bewegung an frischer Luft. Abstand von Beruf und Alltag gewinnen.
Glaubern entwässert. Deshalb heute besonders viel trinken: 2 – 3 Liter Wasser und Pfefferminz-Kamillen-Tee. Mittags Hafersuppe (beruhigt Magen- und Darmschleimhäute). Abends Zinnkraut-Tee.	Aktives Erwachen und Morgengang. Vormittags kurze Spaziergänge. Nachmittags 1 – 2 Stunden wandern. Unterwegs Ruhepausen.	Glaubern mit Darmentleerung. Morgengang. 2 – 3 Liter Wasser trinken. 1 – 2 Zitronen. Mittagsruhe und Leberwickel. Bewegung an frischer Luft.
Tag mit Kreislauftee beginnen (Rosmarin oder Roibusch). Evtl. 1 TL Honig. Bei niedrigem Blutdruck kneippen. Mittags Gemüsesuppe. Abends Karottensaft (mit 3 Tropfen Öl). Gute-Nacht-Tee: Lavendel mit Früchten.	Aktives Erwachen und Morgengang mit Gymnastik. Vormittags kurze Spaziergänge. Nachmittags 2 Stunden wandern oder radeln. Anschließend Muskel-Dehnübungen.	Einlauf machen, Morgengang. 2 – 3 Liter Wasser trinken. 1 – 2 Zitronen. Mittagsruhe und Leberwickel. Viel Bewegung an frischer Luft.
Morgentee mit Birkenblättern oder Brennnesseln hilft beim Entwässern. Zu Mittag Gemüsesuppe mit Karottengeschmack. Abends Roten-Rüben-Saft mit etwas Apfelsaft gemischt. Gute-Nacht-Tee: Melisse	Aktives Erwachen und Morgengang mit Gymnastik. Vormittags kurze Spaziergänge. Nachmittags 2 Stunden wandern oder radeln. Anschließend Muskel-Dehnübungen.	Einlauf machen, Morgengang. 2 – 3 Liter Wasser trinken. 1 – 2 Zitronen. Mittagsruhe und Leberwickel. Viel Bewegung an frischer Luft.
Morgentee: eine Mischung aus Wermut, Tausendgüldenkraut und Minze. Zu Mittag: Fastensuppe mit Tomatengeschmack. Abendtrunk: Orangensaft frisch gepresst. Gute-Nacht-Tee: Hopfenblüten.	Aktives Erwachen und Morgengang mit Gymnastik. Vormittags kurze Spaziergänge. Nachmittags 2 – 3 Stunden wandern oder radeln. Anschließend Muskel-Dehnübungen.	Einlauf machen, Morgengang. 2 – 3 Liter Wasser trinken. 1 – 2 Zitronen. Mittagsruhe und Leberwickel. Viel Bewegung an frischer Luft.
Morgentee: Grüner Tee oder Matetee. Zu Mittag: Gemüsesuppe mit Korn. Abendtrunk: 2/3 Karottensaft mit 1/3 Apfelsaft. Gute-Nacht-Tee: Früchtemischung.	Aktives Erwachen und Morgengang mit Gymnastik. Vormittags kurze Spaziergänge. Nachmittags 2 – 3 Stunden wandern oder radeln. Anschließend Muskel-Dehnübungen.	Einlauf machen, Morgengang. 2 – 3 Liter Wasser trinken. 1 – 2 Zitronen. Mittagsruhe und Leberwickel. Viel Bewegung an frischer Luft.
Morgentee: Pfefferminze mit etwas Kamille. Vormittag: Fastenbrechen mit Apfel. Mittag: Kornsuppe mit Knäckebrot. Abends: Buttermilch mit 2 Scheiben Knäckebrot und Quark. Gute-Nacht-Tee: Honigbusch.	Aktives Erwachen und Morgengang mit Gymnastik. Vormittags kurze Spaziergänge. Nachmittags 2 Stunden wandern oder radeln. Anschließend Muskel-Dehnübungen.	Einlauf machen, Morgengang. 2 Liter Wasser trinken. 1 Zitrone. Mittagsruhe und Leberwickel. Viel Bewegung an frischer Luft.

Einkaufen und bereitlegen

Wer fastet, ändert vorübergehend sein gewohntes Leben. Der Ablauf des Alltags wird von Fasten-Tagesplänen und den Regeln der Fastenwoche abgelöst.

Zu den Vorbereitungen gehören der Einkauf der Fastenverpflegung und des Fastenzubehörs in der Vorwoche (siehe Einkaufsliste Seite 33), aber auch das Reinen-Tisch-Machen am Entlastungstag (siehe Seite 32). Legen Sie alles bereit – egal ob Sie zu Hause fasten wollen oder den Koffer für die Reise in die Fasten-Ferien packen. Den Einkauf für die Aufbautage machen Sie am besten in den letzten Fastentagen, damit am 1. Aufbautag frisches Obst und Gemüse im Haus ist.

Bei der Wahl der Unterkunft ist ein ruhiges Privatquartier meist besser für die Bedürfnisse eines Fastenden geeignet als ein Drei- oder Viersterne-Hotel, in dessen Mittelpunkt Essen und laute Geselligkeit stehen. Ereignisse, die sich mit den Bedürfnissen eines Fasters nur schwer vereinbaren lassen.

Bereitlegen (für den Reisekoffer)

- [ ] Wärmeflasche
- [ ] Thermoskanne
- [ ] 1 kleines Leinenhandtuch
- [ ] Sportschuhe
- [ ] Wanderschuhe
- [ ] Sportanzug
- [ ] Sportshirts
- [ ] Regenschutz (Hose, Jacke, Hut)
- [ ] warme Unterwäsche
- [ ] warme Socken
- [ ] dickere Pullover

Fastenverpflegung

Die Fastensuppe

Beim Fasten nach Dr. med. Lützner nehmen wir nur Flüssiges zu uns. Auch die Fastensuppe ist eine dünnflüssige Brühe, die keine festen Bestandteile enthält. Grundlage ist Biogemüse aus dem aktuellen jahreszeitlichen Angebot, Bio-Vollkorn und Bio-Vollreis. Die Gemüsesuppe wirkt basisch, enthält wertvolle Inhaltsstoffe und fördert die Ausscheidungen. Hafer- und Reissuppe ist vor allem bei Magen-Darm-Empfindlichkeit zu empfehlen (Blähungen, Sodbrennen).

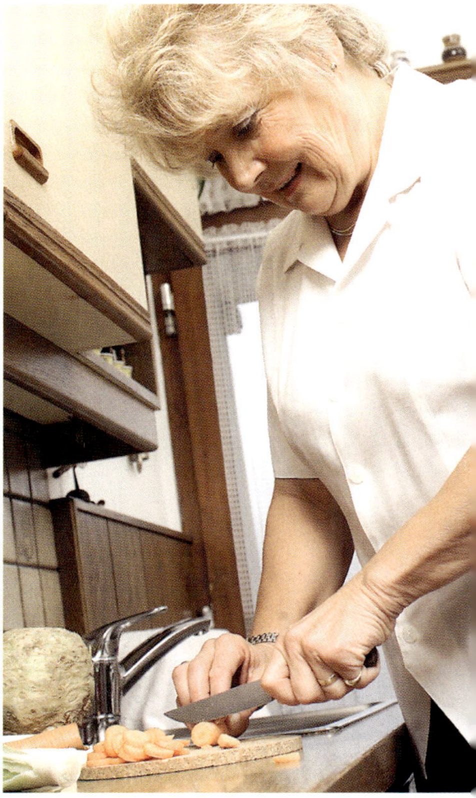

Die Fastensuppe wird vorbereitet. Mit Gemüse aus dem aktuellen Angebot.

Die Fastensuppe wird zu Mittag gegessen (1 – 2 Tassen), als warme »Mahlzeit«, was als wohltuend empfunden wird. Gleich im Anschluss daran ist Mittagsruhe und Zeit für den Leberwickel.

Gemüsesuppe

1/2 kg Biogemüse mit der Bürste reinigen und in 2 – 3 cm große Stücke schneiden. In 1/2 Liter Wasser aufsetzen und 40 Minuten kochen. Anschließend abseihen und die Brühe mit Hefeflocken und fein gehackten frischen Kräutern würzen.

Mein Tipp: Damit die Suppe nicht immer gleich schmeckt, können Sie jeden Tag von einer anderen Gemüsesorte eine kleine Menge durch ein Sieb passieren und in die klare Brühe rühren. Eine andere Geschmacksvariante: Kochen Sie 1 EL grob geschroteten Dinkel, Weizen oder Einkorn mit.

Hafersuppe

2 EL grob geschroteten Hafer in 1/2 Liter Wasser geben und 5 Minuten kochen. 10 Minuten ziehen lassen, dann durch ein Sieb streichen. Mit 1 TL Honig oder Birnensirup süßen oder mit frischen Kräutern bzw. Obst- oder Gemüsesaft würzen.

Reissuppe

Zubereitung wie Hafersuppe. Kochdauer je nach Reissorte: 15 – 20 Minuten.

Obst- und Gemüsesäfte

Die zweite flüssige »Mahlzeit« des Fastentages, den »Abendtrunk«, nehmen wir zwischen 18 und 19 Uhr zu uns.

Obst- und Gemüsesäfte: Bevorzugen Sie Obst- und Gemüsesorten, die der Jahreszeit entsprechend angeboten werden und zwar aus kontrollierter biologischer Erzeugung. Frisch gepresste Säfte sind zu bevorzugen: Sie schmecken besser und enthalten ein Optimum an essentiellen Nährstoffen. Wer keine Saftpresse besitzt, besorgt sich Bio-Fertigsäfte aus Reformhaus oder Apotheke.

Wählen Sie aus, was Ihnen gut schmeckt: Karotten, Rote Rüben, Tomaten, Sellerie, Äpfel, Orangen, Ananas. Wem die Obstsäure nicht so gut bekommt, gibt 1 TL geschroteten Leinsamen dazu.

Bewährte Saftmischungen sind:

- 2/3 Karottensaft und 1/3 Apfelsaft (dazu 3 Tropfen kaltgepresstes Pflanzenöl aus biologischer Erzeugung)
- 3/4 Roten-Rüben-(Bete)-Saft und 1/4 Apfelsaft
- 2/3 Selleriesaft und 1/3 Tomatensaft

1/4 Liter Saft mit 1/4 Liter Leitungswasser oder Mineralwasser (handwarm) verdünnen, langsam trinken, jeden Schluck bewusst genießen.

Molke

Molkefasten hat eine lange Tradition, und wurde vor allem auf Schweizer Almen praktiziert. Wer frische Molke (ein Abfallprodukt bei der Quarkherstellung) bekommen kann, sollte abends ein Glas davon trinken (wenn sie von weißlicher Farbe ist, mit 1/4 Liter Wasser verdünnen). Molke enthält rechtsdrehende Milchsäure, Mineralien, Vitamine und wichtige bioaktive Substanzen.

Es gibt auch Molkepulver, das man mit Wasser zu einem Molkegetränk anrühren kann. Es schmeckt etwas anders und sein Gehalt an essentiellen Inhaltsstoffen ist geringer.

Honig als Medizin

Wer versucht, sich mit ständigem Honiggenuss die Fastentage zu versüßen, wird damit das Gegenteil erreichen. Honig gelangt sehr schnell ins Blut, was zu einer rasanten Insulinausschüttung und gleich darauf zu einer Unterzuckerung mit Hungergefühl führt.

Verwenden Sie Honig im Fasten nur als Medizin – richtig dosiert – bei Unpässlichkeiten wie starkem Blutdruckabfall, Kreislaufschwäche oder bei depressiver Verstimmung. 2-mal am Tag 1 Teelöffel Honig in nicht zu heißem Tee auflösen und schluckweise trinken.

Buttermilch

Aus biologischer Erzeugung (und möglichst mit rechtsdrehender Milchsäure) kann bei anhaltendem Schwächegefühl und bei Leeregefühl im Magen regulierend wirken. Essen Sie bei Bedarf 1/2 Tasse Buttermilch, langsam und mit dem kleinen Löffel.

Zitrone

Sie schmeckt sauer, wirkt aber basisch, weshalb ihr Saft zur Pufferung der im Fasten vermehrt anfallenden Harnsäure verwendet wird. 1 – 2 Zitronen (Tagesbedarf) in Spalten schneiden und den Saft auslutschen oder Saft ins Wasser drücken.

Fastentees

Zu den Grundlagen der täglichen Versorgung im Fasten gehören Gemüsebrühe, Obst- und Gemüsesäfte, Molke, Wasser und Tees. Fastentees unterstützen das Entwässern und die Ausscheidung, stabilisieren den Kreislauf und sorgen für einen besseren Schlaf. Außerdem liefern sie wichtige Vitamine und Mineralstoffe und heben unser Wohlbefinden, indem sie uns wärmen. Fastentees sind bis auf wenige Ausnahmen Heilpflanzentees und müssen, um ihre positive Wirkung zu entfalten, richtig dosiert werden. Wir empfehlen etwas weniger als sonst zu nehmen, denn die Wirkung der Heilpflanzeninhaltsstoffe verstärkt sich im Fasten.

Wer wenig Erfahrung hat, probiert am besten die verschiedenen Tees aus und trinkt dann die Sorte oder Mischung, die ihm am besten bekommt und schmeckt.

Wissenswertes über Heilplanzentees:

- Fastentees werden hergestellt aus Blättern, Rinden, Früchten, Samen oder Wurzeln.
- Die Zubereitungsarten (das heißt das »Ausziehen« der Inhaltsstoffe) ist unterschiedlich: Es gibt den Kaltansatz, den Aufguss und das Aufkochen. Bei der Dosierung gilt als Faustregel: 1 – 2 Teelöffel pro 1/4 Liter Wasser.
- Getrocknete Heilpflanzen (in der Fachsprache »Drogen«) erhalten Sie in der Apotheke. Die Pharmazeuten sind Fachleute auf diesem Gebiet, garantieren Ihnen also, dass Sie Qualitätsware aus kontrolliertem biologischem Anbau bekommen und bereiten Ihnen auch die Teemischung zu.

Fastentees – Zubereitung und Anwendung

Zubereitungsarten

KA = Kaltansatz *(z. B. Schleimdrogen): Droge mit kaltem Wasser übergießen und zugedeckt 8 Stunden ausziehen lassen. Dann erwärmen und abseihen.*

AK = Aufkochen *(z. B. Wurzeln, Rinden): Droge mit kaltem Wasser übergießen, nach dem Aufkochen vom Herd nehmen und zugedeckt 5 Minuten ziehen lassen.*

AG = Aufguss *(die häufigste Zubereitungsform): Wasser zum Kochen bringen und über Droge gießen. Wie angegeben 2 – 20 Minuten ziehen lassen.*

Hinweis: *Trinken Sie nicht mehr als 2 Tassen von einer Teesorte und probieren Sie die angebotenen Tees und Teemischungen im Laufe der Fastenwoche aus.*

Kreislauftees

Zur Anregung bzw. Stabilisierung des Kreislaufs und bei vegetativen Störungen: Als Morgentee, nach der Fastenwanderung oder bei Bedarf.

Rosmarin	AK	2 TL	5 Min.
Weißdorn	AG	1 TL	20 Min.
Roibuschtee	AG	1 TL	2 Min.
Matetee	AG	1 TL	5 Min.

Entwässerungstees

Zur Unterstützung der Nierenfunktion und Förderung der Ausscheidung. Am Vormittag, vor oder nach der Fastenwanderung.

Birkenblätter	AG	2 TL	10 Min.
Brennnessel	AG	2 TL	5 Min.
Ackerschachtelhalm	AG	1 TL	20 Min.

Magen-Darm-Tees

Bei Magenproblemen während des Fastens, wie Aufstoßen oder Blähungen.

Teemischung aus 1/3 Anis, 1/3 Fenchel und 1/3 Kümmel	AG	1 TL	20 Min.
Teemischung aus 2/3 Pfefferminze, 1/3 Kamille	AG	1 TL	10 Min.

(Nicht länger als 2 Wochen trinken.)

Leber-Galle-Tees

Zur Unterstützung der Leberarbeit.

Teemischung aus 1/2 Wermut, 1/2 Pfefferminze	AG	1 TL	5 Min.

(Nicht länger als 2 Wochen trinken.
Für Schwangere nicht geeignet.)

Mariendistelsamen	AG	1 TL	10 Min.

Schlaf- und Beruhigungstees

Als Schlaftees oder bei Unruhe und Nervosität. Vor dem Schlafengehen oder tagsüber.

Melisse	AG	2 TL	5 Min.
Lavendel	AG	2 TL	10 Min.
Hopfenblüten	AG	2 TL	10 Min.

Erfrischungstees

Fürs Wohlbefinden und zur Vitaminzufuhr. Auf der Fastenwanderung, am Vormittag oder für die Fastennacht.

Hagebutte	AK	2 – 3 TL	5 Min.
Zitronengras	AG	3 TL	5 Min.
Früchtetee-Mischung	AK	2 – 3 TL	5 Min.
Grüner Tee	AG	1 TL	5 Min.

Der Einlauf

Eine bessere Methode, den Darm sanft und dennoch gründlich zu reinigen, gibt es nicht. Das wussten schon die »Essener«, eine vorchristliche Lebens- und Glaubensgemeinschaft. Fasten und der Einlauf gehörten bei ihnen zum Alltäglichen. Das Einlaufgerät stellten sie aus Kürbis her, das Darmrohr aus der Ranke dieser Feldfrucht.

Auch bei unseren Urgroßeltern war der Einlauf als Hausmittel im Gebrauch: Er half bei Grippe, Magen- und Darmproblemen und bei Kater.

Positive Nebenwirkung des Einlaufs: Der Darm trinkt mit.

Mit dem Glaubertrank, der den gesamten Darm radikal entleert, steigen wir ins Fasten ein. Mit dem Einlauf sorgen wir dafür, dass der Dickdarm während der Fastentage von Giften und Stoffwechselrückständen befreit wird. Dabei kommt es zu einer Reihe von positiven Nebenwirkungen:

- Durch die Füllung mit Wasser wird der Darm leicht gedehnt und die Darmperistaltik trainiert. Nach dem Fasten ist ein »müder« Darm wieder aktiv.

- Durch die tägliche Spülung werden verhärtete Kotteile, die sich in Darmfalten festgesetzt haben, herausgelöst und ausgeschieden.

- Da Wasser auch über den Darm aufgenommen wird, (»der Darm trinkt mit«), kann es nicht zu einem Defizit im Wasserhaushalt kommen.

Machen Sie den Einlauf zur täglichen Pflichtübung, Sie beugen damit Fastenbeschwerden vor und werden durch ein Gefühl von innerer Sauberkeit und Wohlbefinden belohnt.

Einlaufgerät und Darmrohr, auch Irrigator genannt, (lat. Irrigare = bespülen), erhalten Sie bei Ihrem Apotheker oder im Sanitärfachgeschäft. Es besteht aus Wasserbehälter (Füllmenge 1 oder 2 Liter), Wasserschlauch und Anschlussstück mit kleinem Wasserhahn. Das Darmrohr müssen Sie separat verlangen: es sollte 25 – 30 cm lang, 5 – 6 mm dick und aus flexiblem Kunststoff gefertigt sein.

So wird der Einlauf gemacht

Vorbereitung: Einlaufgerät, Darmrohr, Hautöl und ein Badetuch im Bad bereitlegen. Überlegen, wo Sie das Einlaufgerät in etwa 1 Meter Höhe aufhängen können. Darmrohr auf das Anschlussstück stecken und mit Hautöl einfetten.

Schritt 1: Einlaufgerät in die Hand nehmen, Wasserhahn schließen, Wasser einlaufen lassen (am Anfang 1 Liter).

Schritt 2: Probelauf. Darmrohr über Waschbecken halten, Wasserhahn kurz öffnen, damit die Luft entweichen kann, Wasserhahn wieder schließen.

Schritt 3: Einlaufgerät an Türklinke oder Haken festmachen, Badetuch ausbreiten. Auf die Knie niederlassen und mit den Ellbogen aufstützen, damit Sie freie Hand haben.

Schritt 4: Mit einer Hand das Darmrohr fassen und einige Zentimeter in den Enddarm einführen. Dabei wie beim Stuhlgang leicht drücken, damit sich der

Schließmuskel öffnet. Jetzt Wasserhahn aufdrehen und Darmrohr langsam weiter einführen (bis zu 2/3 seiner Länge).

Schritt 5: Beobachten Sie, ob der Wasserspiegel im Gerät sinkt. Bei Wasserstopp Darmrohr etwas herausziehen oder tiefer einführen. Sobald der Behälter leer ist, Wasserhahn schließen und Darmrohr herausziehen. Anschließend kurz auf die linke und dann auf die rechte Seite legen, damit sich das Wasser im Darm verteilt.

Der Einlauf ist beendet. Warten Sie, bis Sie einen deutlichen Drang verspüren. Die Darmentleerung erfolgt dann in mehreren heftigen Schüben und dauert in der Regel 5 – 10 Minuten.

Hinweis für den Erstfaster

☐ Bei »müdem« Darm kühleres Wasser nehmen, bei normaler Funktion handwarmes Wasser.

☐ Wer Darmprobleme hat, füge dem Wasser eine Tasse Kamillentee zu, was entzündungshemmend wirkt.

☐ Bei Hämorrhoiden vor dem Einlauf After mit Hautöl behandeln.

☐ Varianten der Einlauf-Stellung:
1. Nach dem Einführen des Darmrohres im Kniestand auf die linke Seite legen (linkes Bein ausgestreckt, rechtes angewinkelt)
2. Gleich auf die linke Seite legen und Darmrohr in dieser Stellung einführen.
3. Auf den Rücken legen, beide Beine an der Wand abstützen und in dieser Haltung Darmrohr einführen.

Das Glaubern

So wird der Vorgang bezeichnet, mit der wir ins Fasten einsteigen. »Glaubern« bezieht sich auf den *Glaubertrank,* den wir dabei zu uns nehmen: 30 g Glaubersalz (körnig) wird in 1/2 Liter handwarmem Wasser aufgelöst (Übergewichtige nehmen 40 g auf 3/4 Liter) und in der Zeit von 15 – 20 Minuten getrunken. Zwischendurch trinken wir ein paar Schluck Pfefferminz-Kamillen-Tee, um den bitter-salzigen Geschmack etwas abzulindern. Durch den chemischen Reiz des Natriumsulfats wird der gesamte Darm entleert, was für den Organismus das Signal ist, auf Fasten umzuschalten. Da sich der Vorgang über einige Stunden hinziehen kann, ist es ratsam, sich am Vormittag des ersten Fastentages daheim aufzuhalten oder in der Nähe einer Toilette zu bleiben. Beim Glaubern kommt es zu einer starken Entwässerung (was die Waage mit 1 – 2 Kilo Gewichtsverlust anzeigen kann). Deshalb heißt es jetzt: viel trinken! 2 bis 3 Liter Wasser sollten es bis zum Abend sein, um den Wasserverlust auszugleichen und damit Kopfschmerzen vorzubeugen.

Fasten-Tagesplan

Tages-zeit	Uhr-zeit	Aktivitäten – Ruhezeiten	Pflichtübungen
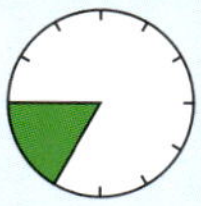	7.00	**Aktives Erwachen** Im Bett dehnen und rekeln – einige Minuten vor offenem Fenster tief atmen. – Heiß-kühle Wechseldusche – anschließend kräftig abrubbeln (Bürsten-Massage).	Morgengang machen. 1/2 Liter Wasser trinken. Zitronenspalten lutschen. Einlauf machen (auch abends möglich).
	7.30	**Morgengang** 1/2 Stunde flott gehen, so kommt der Kreislauf in Gang. Unterwegs gymnastische Übungen machen.	
	8:00	**Morgentee** 2 Tassen kreislaufanregenden Tee trinken (Rosmarintee, Matetee, Roibuschtee).	
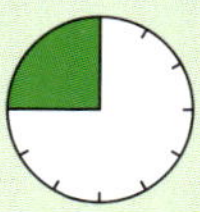	9.00	**Ruhepause** Hinlegen. Fastenbuch lesen. Musik hören, Briefe schreiben. Einige Tassen Tee trinken (Melissentee, Brennnesseltee zum Entwässern).	1/2 bis 1 Liter Wasser trinken. Zitronenspalten lutschen.
	10.30	**Kurzer Spaziergang.** Dabei bewusst ausatmen.	
	11.00	Gemüse waschen und vorbereiten. **Fastensuppe kochen.**	
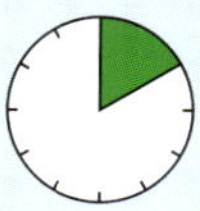	12.00	**Mittagessen** 1 bis 2 Tassen Gemüsebrühe langsam essen (genießen). Dabei kleinen Löffel benützen.	Fastensuppe essen. Leberwickel machen. Mittagsruhe.
	12.30	Wärmeflasche mit heißem Wasser füllen. **Leberwickel** machen. Fenster öffnen. Hinlegen und warm zudecken. 1 – 2 Stunden ruhen.	
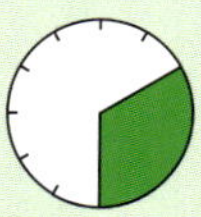	14.00	**Fastenwanderung** Wanderschuhe anziehen. Regenschutz, Wasserflasche und Teekanne einpacken. Route nach Karte planen. Wege mit kleinen Anstiegen wählen. Zwischendurch 2-mal 15 Minuten Pause zum Trinken und Ausruhen.	1/2 bis 1 Liter Wasser trinken. Fastenwanderung. Zitronenspalten lutschen.
	16.00	**Rückkehr,** 1 Stunde ruhen, Früchtetee trinken.	
	17.00	Abendtrunk vorbereiten. Frisches Obst oder Gemüse pressen.	
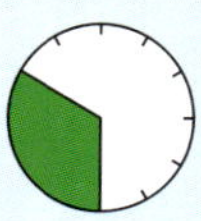	18.00	**Abendtrunk** 1/4 Liter Saft mit 1/4 Liter Wasser verdünnen, langsam trinken (im Mund vorwärmen).	Obst- oder Gemüsesaft trinken. Einlauf machen (wenn nicht bereits erledigt). Evtl. noch 1/2 Liter Wasser trinken.
	19.00	**Entspannungsübung** machen. Tag mit Lesen, Musik hören ausklingen lassen. Schlaftee trinken. Wärmeflasche vorbereiten.	
	22.00	**Nachtruhe:** Bei geöffnetem Fenster schlafen. Bei kalten Füßen Wärmeflasche benützen.	

Mittagsruhe und Leberwickel

Über unser zentrales Stoffwechselorgan, die Leber, werden im Fasten alle fettlöslichen Gifte ausgeschieden.

Durch Mittagsruhe und Leberwickel unterstützen wir die Entgiftungsarbeit der Leber und sorgen so für eine schnellere Ausscheidung der belastenden Substanzen. Allein schon durch das Flachliegen wird die Durchblutung der Leber deutlich verbessert. Die Mittagsruhe, die eine Stunde dauern sollte und gerne zu einem Mittagsschläfchen genutzt wird, ist zugleich eine willkommene Phase der Entspannung nach den Aktivitäten des Vormittags.

So wird der Leberwickel gemacht:

- Wärmeflasche mit heißem Wasser halbvoll füllen, Luft herausdrücken, gut verschließen. Kleines Leinenhandtuch längsseitig falten, eine Hälfte in warmes Wasser tauchen, ausdrücken. Badetuch zurechtlegen.
- Auf den Rücken legen, mit der feuchten Hälfte des Handtuches rechte Bauchseite bedecken, trockene Hälfte darüber legen.
- Wärmeflasche darauf packen, längs gefaltetes Badetuch darüber breiten und im Rücken feststecken. Gut zudecken. Besonders wohltuend ist die Wirkung eines Heublumensacks, den Sie auf das feuchte Handtuch legen.

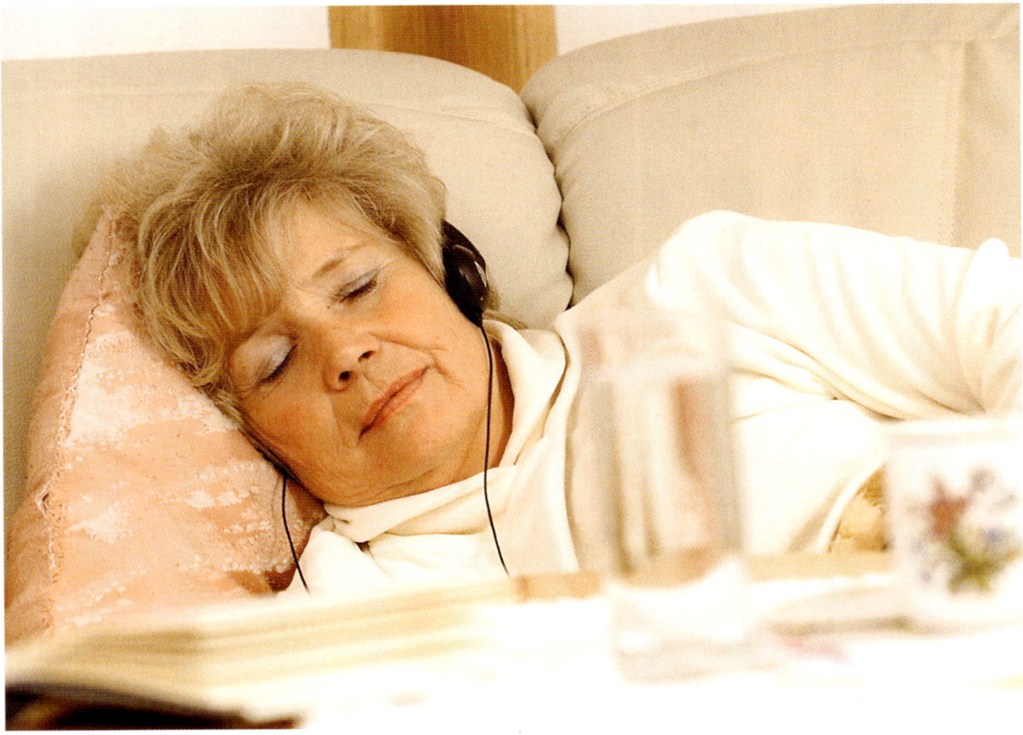

Mittagsruhe mit Leberwickel, das tut der Leber gut.

Bewegung im Fasten

Fasten heißt leben aus körpereigenen Reserven für eine bestimmte Zeit (siehe »Fasten-Wissen« Seite 9ff.).

Unser Organismus schaltet im Fasten auf Sparprogramm. Als Folge davon sinkt der Blutdruck etwas ab, wir fühlen uns müde und kommen nur langsam auf Touren. Dagegen müssen wir im Fasten »angehen«. Der »Fasten-Tagesplan« (Seite 42) zeigt Ihnen, wie ein optimal gestalteter Fastentag aussehen könnte.

Diese Gliederung eines Tagesablaufes, mit Bewegungs- und Ruhephasen, hat sich in vielen Jahren Dr. Lützner-Fasten bewährt. Versuchen Sie den Tagesrhythmus in der Fastenwoche und in den Aufbautagen durchzuhalten. Sie werden erleben, wie dieser Wechsel von Bewegung im Freien und Erholung bei Ihnen ein ganz neues Körpergefühl entstehen lässt.

Ruhe- und Erholungsphasen

Aktivität und Ruhe bestimmen den Tagesrhythmus im Fasten. Einer Wellenbewegung gleich, aufsteigend zu einer Aktivität und wieder abfallend in eine Ruhephase.

Aktives Erwachen. Mit Atemübungen am offenen Fenster.

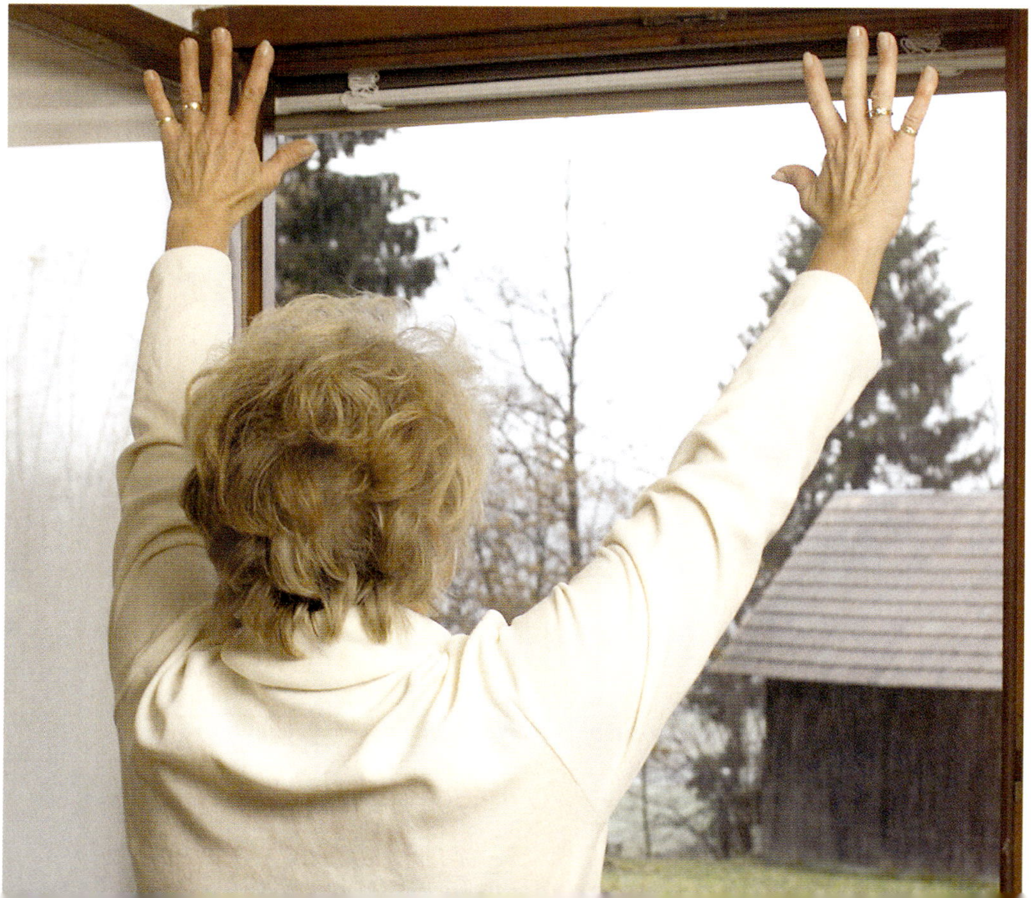

Ausruhen, entspannen – das kann bedeuten, dass Sie sich hinlegen und zudecken, einfach nichts tun. Gedanken gehen Ihnen durch den Kopf, Stille umgibt Sie. Ein anderer Weg zur Entspannung: Yoga, autogenes Training oder geführte Bilderreisen nach einer CD. Machen Sie das, was Sie können, was Ihnen am besten liegt und gut tut.

Wichtigste Erholungsphase im Tagesablauf ist die Mittagsruhe. Genießen Sie die Wärme des Leberwickels und, wenn Ihnen danach ist, machen Sie ein Nickerchen. Danach sind Sie erfrischt und gestärkt für die Fastenwanderung am Nachmittag.

Heiß-kühle Wechseldusche

So wie Pfarrer Kneipp es uns gelehrt hat: Zuerst mit heißem Wasser abduschen, dann mit kühlem Wasser. Durch das heiße Wasser erweitern sich die Gefäße, durch das kühle ziehen sie sich zusammen. Dabei steigt der Blutdruck, der Kreislauf kommt in Schwung und danach fühlen Sie sich wohlig-warm.

Wer noch wenig Erfahrung mit »Kneippen« hat, macht keine Ganzkörperdusche, sondern begießt nur Arme und Beine: zuerst rechter Fuß – Unterschenkel – Oberschenkel, dann linker Fuß – Unterschenkel – Oberschenkel. Anschließend rechte Hand – Unterarm – Oberarm und die linke Hand – Unterarm – Oberarm. Zum Schluss kräftig abfrottieren.

Hinweis: Nach dem Heißgang muss nicht eiskalt geduscht werden. Wichtig ist nur, dass der Temperaturunterschied etwa 20 °C beträgt (warm 40 °C, kühl 20 °C).

Morgengang

Gewinnen Sie den Morgen, erleben Sie ihn bewusst und freudig. Wandern Sie 20 bis 30 Minuten um »in Gang« zu kommen und richten Sie Ihre Aufmerksamkeit auf die Natur: Sie hören die Vögel singen, sehen Blumen am Wegrand und spüren den Morgenwind, der Gerüche und Geräusche mit sich trägt. An einem schönen Platz halten Sie an und machen Ihre Morgengymnastik. Nach der Rückkehr vom Morgengang, der Mobilisation und Sinnerlebnis zugleich sein sollte, tut eine Tasse Tee gut: Rosmarin, Rotbusch oder Weißdorn regen den Kreislauf an.

Die Fastenwanderung

Für den Nachmittag steht Wandern oder Radfahren auf dem Programm, für Bewegungsungeübte anfangs ein ausgedehnter Spaziergang. Regelmäßige Bewegung an frischer Luft fördert die Ausscheidungen, kurbelt den Stoffwechsel an und stabilisiert den Kreislauf. Wandern oder spazieren gehen sollten Sie bei jedem Wetter (für Fastenwanderungen gibt es kein »schlechtes« Wetter, nur falsche Bekleidung). Und nach der Umstellungsphase der ersten Tage können Sie sich Zwei- bis Drei-Stunden-Wanderungen ohne weiteres zutrauen. Wichtig auf der Wanderung: viel trinken. Teekanne und Wasserflasche sollten Sie immer dabei haben.

Dr. Otto Buchinger, Fastenpionier und Begründer des klinischen Heilfastens, bemerkt dazu: »Der bewegungsfrohe Wanderer fastet immer erfolgreicher als der im Bett Liegende oder der Stubenhocker«.

Wärme tut gut

Dass wir im Fasten ab und zu frösteln, hat ebenfalls mit dem Energiesparprogramm unseres Körpers zu tun. Solange wir uns draußen bewegen, merken wir nichts davon, denn Gehen macht warm. Wenn wir dann aber ruhen, werden oft Füße und Hände kalt.

Stellen Sie sich darauf ein:

- Tragen Sie etwas wärmere Kleidung (aus atmungsaktivem Material).
- Ziehen Sie warme Socken oder Filzpantoffeln an.
- Trinken Sie ab und zu eine Tasse heißen Tee (zum Beispiel aus Lindenblüten).
- Massieren Sie die Zehen und legen Sie die Wärmeflasche an die Füße, sobald Sie sich hinlegen.

Sollten Sie immer noch frieren, hilft das *ansteigende Fußbad nach Sebastian Kneipp:* Einen Eimer (Fußkneipper), in dem die Füße bequem Platz haben, in die Badewanne oder Duschtasse stellen, mit etwa 32 °C warmem Wasser füllen, dazusetzen, die Füße hineinstellen und in den folgenden 15 Minuten langsam heißes Wasser zulaufen lassen (die Fußbadewanne wird überlaufen, daher stellt man sie in die Badewanne), bis eine Temperatur von 40 – 42 °C erreicht ist. Zum Schluss Unterschenkel und Füße kalt abbrausen, damit der Blutdruck nicht zu sehr absackt.

Nähere Informationen zu den Kneippanwendungen erhalten Sie von den Kneippvereinen. Adressen siehe Seite 88.

Hautpflege

Die Haut – unser wichtiges Atmungs- und Ausscheidungsorgan sollte während der gesamten Fastenzeit gut gepflegt werden. Mit Wechselduschen, Hautöl und durch nasse und trockene Hautmassagen. Bei der *nassen Hautpflege* wird mit dem Waschlappen Wasser am ganzen Körper verteilt und anschließend die Haut mit dem Frottierhandtuch trockengerubbelt.

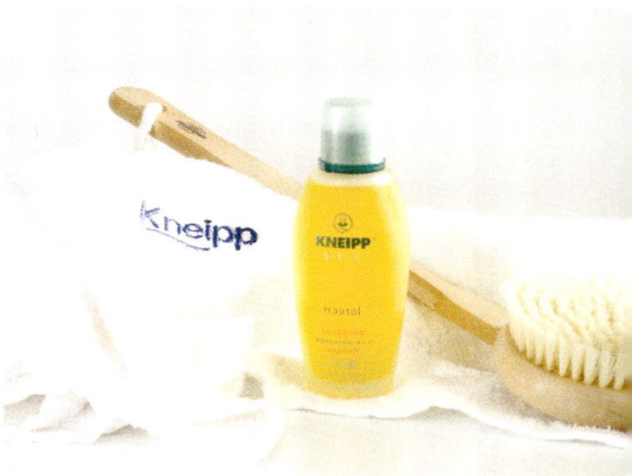

Tun Sie der Haut was Gutes.
Mit Bürsten, Frottieren und Einölen.

Die *trockene Hautpflege:* Den Körper mit Massage-Handschuh oder Hautbürste von oben bis unten bürsten. Dabei immer von außen nach innen bürsten – von den Armen und Händen in Richtung Herz.

Wenn Sie Hilfe brauchen

Ihr erster Ratgeber sollte dieses Fastenbuch sein. Falls irgendwelche Probleme auftauchen, lesen Sie darin nach. Benutzen Sie dabei das Stichwortverzeichnis (Seite 92); so finden Sie rasch Informationen über alles, was im Fasten normalerweise vorkommen kann.

Wer kann noch helfen?

- Ein Fastenleiter, den Sie kennen oder bei dem Sie schon einmal gefastet haben (Adressen, die weiterhelfen, Seite 85).

- Ein erfahrener Faster, den Sie anrufen können.

- Ein fastenerfahrener Arzt, wenn fastenuntypische Beschwerden auftreten oder es zu einer Heilkrise kommt (Seite 88).

- Im Notfall: Der Notarzt oder die Ambulanz eines Krankenhauses.

So kann der Lebenspartner helfen:

Wer zu Hause fastet, für den kann der Partner eine große Stütze sein. Allein schon dadurch, dass er Ihren Entschluss zu fasten bejaht und mitträgt. Geben Sie ihr/ihm das Fastenbuch zu lesen; so haben Sie beide denselben Wissensstand, wissen, worauf es ankommt.

- Respektieren Sie das »Fasten-Tagesprogramm« (Seite 42), das einen anderen Tagesablauf und veränderte Schlafgewohnheiten mit sich bringt.

- Stimmen Sie zu, wenn er/sie für die Fastentage ein separates Schlafzimmer braucht.

- Haben Sie Verständnis für seine/ihre Stimmungsschwankungen oder für den Wunsch, ab und zu allein zu sein.

- Führen Sie ihn/sie nicht leichtfertig in Versuchung (»Ein Bier/eine Tasse Kaffee werden doch nicht schaden«).

- Tolerieren Sie den fastentypischen Körpergeruch, der sich nach einigen Tagen einstellt.

Wer fastet, hat öfters den Wunsch, allein zu sein.

Und denken Sie daran: Das sind Begleiterscheinungen des Fastens, die wieder verschwinden. Ihr Gewinn könnte darin bestehen, dass Sie durch die liebevolle Begleitung Ihres Partners Fasten-Wissen erlangen – die beste Voraussetzung, um beim nächsten Mal gemeinsam zu fasten.

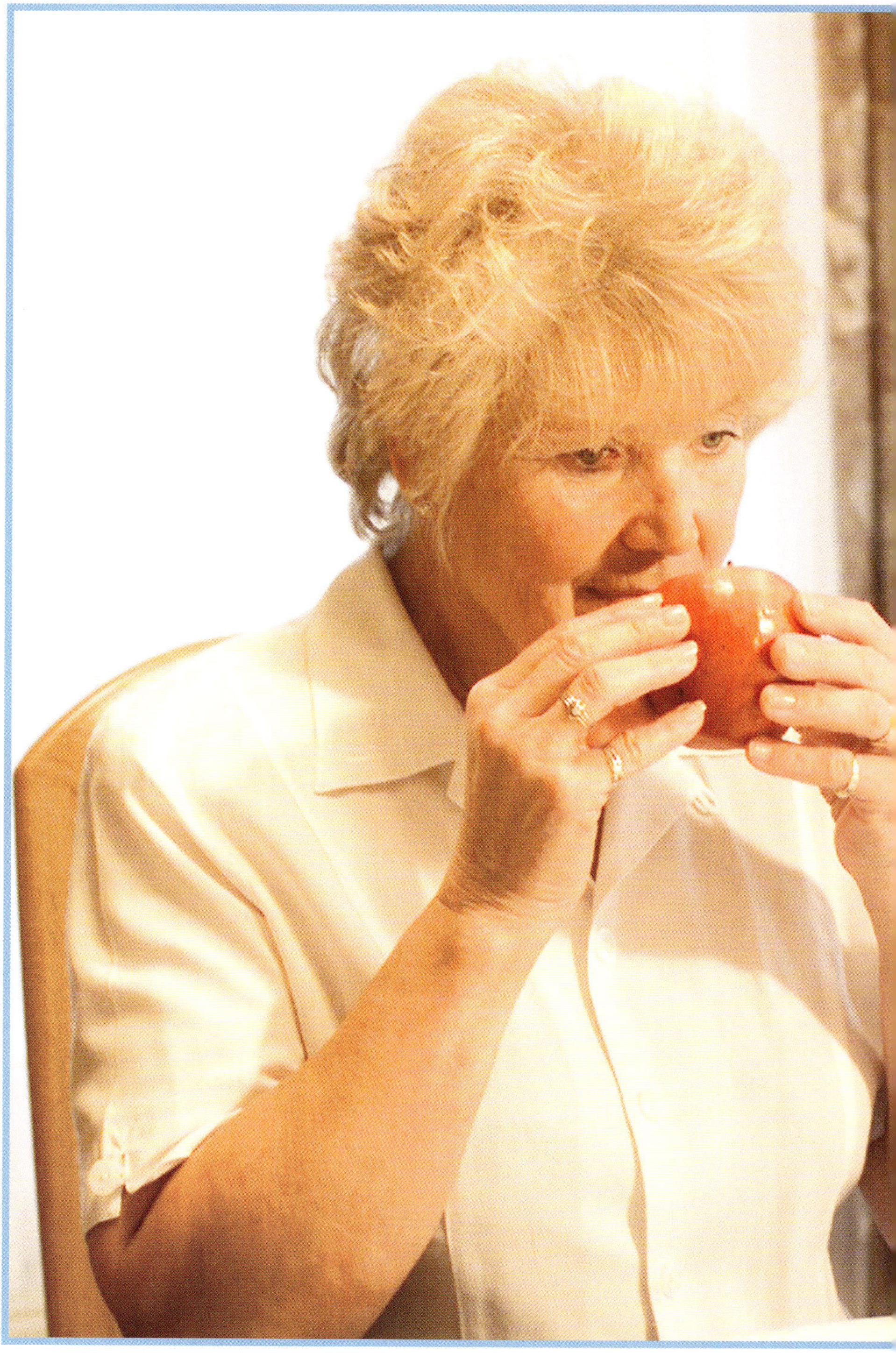

Den Apfel genießen, mit Freude und mit allen Sinnen.

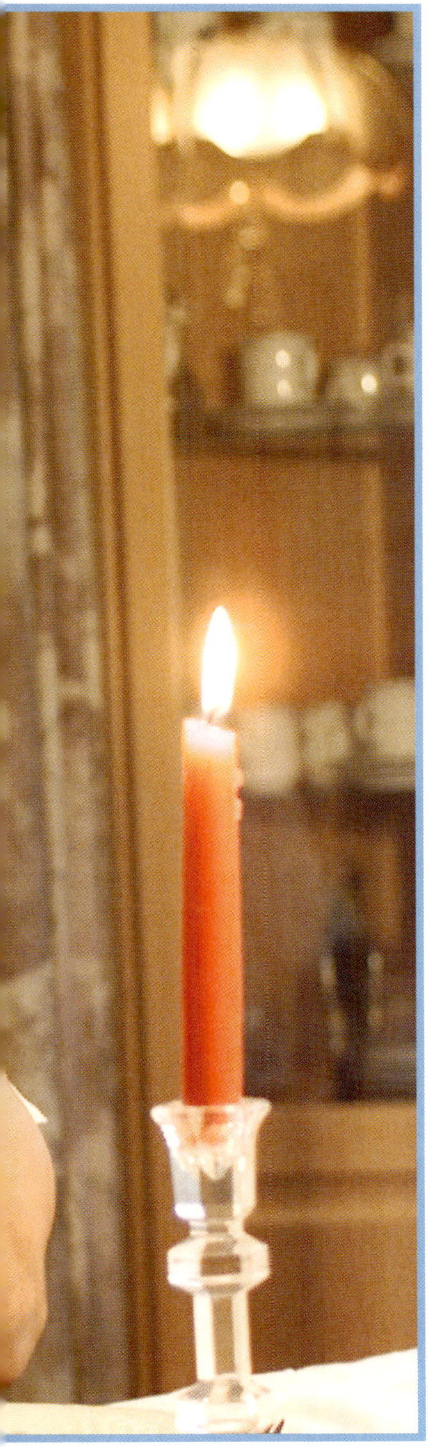

Dritter Teil

Aufbautage

Fastenbrechen und Aufbautage sind ebenso wichtig wie das Fasten selbst. Als Symbol dafür steht ein reifer Apfel: Sein Genuss lockt die Verdauungssäfte, andere ballaststoffreiche Lebensmittel füllen den Darm und bringen die Verdauung in Schwung. Speisepläne für den stufenweisen Kostaufbau, Rezepte für vollwertige Gerichte und hilfreiche Tipps sorgen dafür, dass Ihnen die Umstellung aufs Essen sicher gelingt.

Fasten beenden oder weiterfasten?

Während der Fastenwoche haben Sie sich am Fastenkalender orientiert. Und der zeigt an, dass am 6. Tag das Fasten beendet wird. Entscheiden Sie selbst, ob Sie nach Plan mit dem Kostaufbau beginnen oder lieber noch ein paar Tage weiterfasten wollen.

Einer Verlängerung der Fastenwoche um einige Tage steht nichts im Wege, wenn Sie nach wie vor körperlich leistungsfähig sind, sich wohl fühlen und über genügend körpereigene Reserven verfügen. Reden Sie im Zweifelsfall mit einem Fastenleiter oder mit Ihrem Hausarzt darüber. (Adressen, die weiterhelfen: Seite 85).

Fastenneulinge sollten ihr erstes selbständiges Fasten nicht über 8 Tage ausdehnen, erfahrene Faster nicht über 14 Tage ohne Begleitung durch einen fastenerfahrenen Arzt. Zum einen können bei einem Langzeitfasten Heilkrisen auftreten, die einer Medikamentenbehandlung bedürfen, zum anderen wird eine zusätzliche Vitamin- und Mineralstoffversorgung nötig, da die Speicher nach 2 bis 3 Wochen erschöpft sind.

Wer länger fastet, muss auch die Aufbauzeit verlängern: Bei 8 Fastentagen auf 4, bei 14 Fastentagen auf 5 bis 6 Aufbautage. Wenn Sie länger fasten, ist es besonders wichtig, dass Sie die Nachfastenzeit richtig gestalten: mit vollwertiger Ernährung, Umstellung der Essgewohnheiten sowie regelmäßiger dosierter Bewegung, konzentrativer Entspannung und geplanter Erholung (siehe auch »Säulen der Gesundheit«, Seite 61).

Einstieg ins Essen

»Fastenbrechen« oder »Abfasten« – so nennen wir die Beendigung der Fastentage. Als Symbol dafür steht ein Apfel, unsere erste feste Nahrung nach Tagen, in denen wir nur Flüssiges zu uns genommen haben. Weitere leicht verdauliche Speisen folgen: sie sollen bekömmlich sein, die Verdauungssäfte locken und unseren Körper anregen, die Verdauungsarbeit wieder aufzunehmen. Wichtig dabei ist auch, dass der Aufbau stufenweise erfolgt und der Darm mit Ballaststoffen gefüllt wird. Diese sorgen dafür, dass die Darmperistaltik in Gang kommt und der Stuhlgang wieder funktioniert. Für die erste Phase der Umstellung von Fasten auf Essen sind 4 Aufbautage eingeplant, in denen Sie sich möglichst genau an die empfohlenen Ernährungsschritte halten sollten. Jedes Zuviel kann zur Überforderung und damit zu Magenproblemen führen. Hören Sie auf Ihren Körper: Er signalisiert Ihnen, durchs Fasten sensibel geworden, wann Sie satt sind. Das kann anfangs bereits nach einem halben Apfel oder einem Glas Buttermilch mit Knäckebrot der Fall sein.

Tagespläne für 4 Aufbautage und Rezepte für die Aufbaukost (Seite 54 – 57) helfen Ihnen, das richtige Maß zu finden.

Umschalten auf Nahrungsaufnahme

Mit Hilfe des »Glaubertranks« und dem festen Entschluss zu fasten, hatten Sie bewirkt, dass der Organismus auf »Ernährung von innen« umstellte. Nach Beendigung des Fastens muss nun der

Verdauungsapparat, der während des Fastens stillgelegt war, neu aktiviert werden. Ein Vorgang, der vom Faster Zeit, Einfühlungsvermögen und Geduld verlangt. Erst nach und nach beginnen die Verdauungssäfte zu fließen und frühestens nach 3 bis 4 Tagen kommt die Verdauung wieder richtig in Gang.

Mit einem Apfel, unserer ersten festen Nahrung, signalisieren wir dem Körper unsere Bereitschaft, wieder essen zu wollen. Die Säure des Apfels lockt die Verdauungssäfte, kleine Aufbaumahlzeiten und der Appetit auf mehr sorgen dafür, dass Sie Tag für Tag stärker zu fließen beginnen. Wichtig in den Aufbautagen ist auch, dass der leere Darm mit Ballaststoffen gefüllt wird; erst dann arbeitet die Darmperistaltik, funktioniert die Ausscheidung wieder.

Nach dem Fastenbrechen folgen 4 bis 6 Aufbautage (je nachdem, ob Sie eine Woche oder länger gefastet haben). Nehmen Sie diese Tage des Essen-Neubeginns ernst: Es wäre jammerschade, wenn Sie durch Aufbaufehler Magenprobleme bekämen oder gar den Gewinn des Fastens verspielen würden.

Das hilft beim Aufbauen

Die Aufbautage sind genau so wichtig wie das Fasten selbst. Wenn wir vom Fasten reden, sind immer Fastentage und Aufbautage als Einheit gemeint und auch der langfristige Erfolg des Fastens wird erst durch den stufenweisen Kostaufbau und eine ganz auf Gesundheitsbewusstsein orientierte Nachfastenzeit sichergestellt.

Foldende Grundregeln sollten Sie in der Aufbauzeit beachten:

Viel trinken: In den Aufbautagen werden weiter wasserlösliche Giftstoffe über die Nieren ausgeschieden. Wasser benötigt der Organismus jetzt für die Saftproduktion und für das Quellen der Ballaststoffe.

Wasser bewirkt eine bessere Innenspannung der Körperzellen und sorgt so für die Stabilisierung des Kreislaufsystems.

Leberwickel machen: Auch die Leber entgiftet weiter, scheidet während der Aufbautage toxische Substanzen aus.

Bewegung an frischer Luft: Sorgt dafür, dass über Lunge und Haut weiter ausgeschieden wird und trainiert den Kreislauf.

Ruhephasen: Für die Verdauung der Nahrung werden etwa 30 % unserer Energie benötigt. Auch fließt dabei viel Blut in den Verdauungstrakt. Wundern Sie sich also nicht, wenn Sie müde sind oder im Kopf eine gewisse Leere verspüren.

Darmentleerung: Geschieht jetzt nicht mehr durch den Einlauf. Am zweiten, manchmal auch erst am dritten oder vierten Aufbautag beginnt die natürliche Darmentleerung. Haben Sie Geduld – der Dickdarm muss sich erst bis zum Enddarm füllen. Dazu müssen wir nur genügend Ballaststoffe zuführen: Leinsamen oder Haferkleie, Gemüse, Salate, Obst, Vollkornbrot, Vollkornflocken. Weichmacher sind Trockenfrüchte (in Wasser eingeweicht), Buttermilch, Molke und Jogurt.

Ist der Stuhlgang bis dahin ausgeblieben, können Sie mit einem Glas Sauerkrautsaft oder einem kleinen Einlauf nachhelfen.

Essensregeln für die Aufbautage

- ☐ Essen Sie nur Leichtverdauliches in kleinen Mengen. Halten Sie sich möglichst an den »Speiseplan für die Aufbautage« (Seite 54 – 57).
- ☐ Nehmen Sie sich Zeit für jede Mahlzeit. Essen Sie in Ruhe und ohne TV, Radio und Zeitung.
- ☐ Versuchen Sie abzuschalten, bevor Sie zu essen beginnen. Unter Zeitdruck oder mit Ärger im Bauch zu essen, bekommt Ihnen nicht.
- ☐ Kauen Sie jeden Bissen, bis er breiig wird, das regt die Saftproduktion an.
- ☐ Trinken Sie nicht während des Essens, sondern zwischen den Mahlzeiten.
- ☐ Essen Sie bewusst: Erleben Sie Aussehen, Geruch und Geschmack der Speisen. Genießen Sie mit allen Sinnen.
- ☐ Essen Sie nicht alles auf. Ihr Körper, sensibel geworden durch das Fasten, zeigt an, wann Sie satt sind.

Der erste Imbiss

»A« wie Apfel: Er steht am Anfang der Aufbautage, als die erste feste Nahrung, die wir zu uns nehmen. Dass der Apfel zur Symbolfrucht des Dr. Lützner-Fastens geworden ist, hat mehrere Gründe: Seine Säure regt die Saftproduktion an, er macht Appetit, schmeckt sehr gut und bekommt (fast) jedem. Außerdem zeigt er an, dass wir nun die paradiesische Stille des Fastens verlassen, um wieder in die laute und hektische Alltagswelt einzutreten.

Schließen Sie sich unserem Brauch an und machen auch Sie das Fastenbrechen mit dem Apfel zu einer kleinen Zeremonie. Dazu gehören: Ein schön gedeckter Tisch mit Teller, Messer und Serviette und einer Kerze, deren Schein Heimeligkeit verbreitet. Nehmen Sie den Apfel in die Hand, fühlen Sie seine sinnliche Form, riechen Sie sein zartes Aroma. Und freuen Sie sich darüber, dass es diese herrliche Frucht gibt.

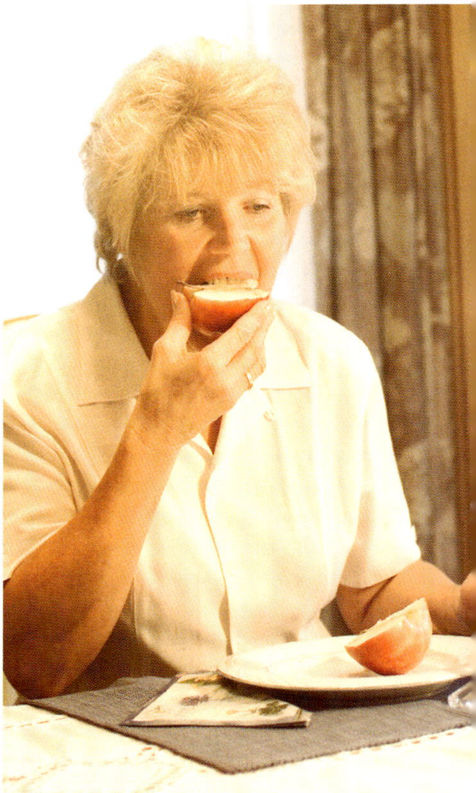

Ein reifer Apfel, erste Mahlzeit nach dem Fasten.

Essen Sie Ihren Apfel mit Bewusstheit und mit Appetit. Schneiden Sie ihn in Stücke oder beißen Sie einfach hinein – wie es Ihnen lieber ist. Wichtig ist, dass Sie jeden Bissen gut einspeicheln, ihn kauen und erst dann, wenn er breiig geworden ist, schlucken. Sobald Sie spüren, dass Sie satt sind, zu essen aufhören. Während Sie riechen, schmecken und kauen werden die Verdauungssäfte gelockt – der Kreislauf von Essen, Verdauen und Ausscheiden kommt wieder in Gang.

Hinweise zu den Tagesplänen und Rezepten

Backpflaumen (oder getrocknete Feigen) am Abend zuvor in 1/2 Glas Wasser einweichen.

Leinsamen. 2 Teelöffel (ungeschrotet) in Jogurt, Buttermilch oder Wasser geben, unzerkaut schlucken.

Knäckebrot. Sollte möglichst frisch sein (Ablaufdatum beachten) und aus biologischer Erzeugung stammen. Gibt es aus Roggen, Dinkel, Amaranth und anderen Getreidesorten.

Vollkorn fürs Müsli. Wer frisch geschrotetes Vollkorn (über Nacht eingeweicht) nicht gewöhnt ist, verwende in den Aufbautagen gepresste Vollkornflocken.

Frischkost (Rohkost). Enthält neben Blattsalaten, Gurken, Zucchini, Tomaten auch Wurzelgemüse (Sellerie, Karotten etc.). Wenn Sie Frischkost nicht gewohnt sind, dann dämpfen Sie das Gemüse im Wasserdampf.

Würzen. Die ersten 2 Tage kein, später nur wenig Salz verwenden (führt zu Wasserstau) und keine scharfen Gewürze. Besser mit Kräutern oder Hefeflocken würzen. Frische Bioprodukte enthalten viel eigene Würz- und Aromastoffe.

Bei **Hunger** hilft Wasser trinken. Oder Sie essen zwischendurch ein Jogurt oder etwas Obst mit ein paar Nüssen.

Bioprodukte. In der Aufbauzeit nur unbelastete Lebensmittel aus kontrollierter biologischer Erzeugung verwenden.

Einkaufsliste für die Aufbautage

- ☐ 5 reife Äpfel (ungespritzt)
- ☐ 250 g Speisequark (Magerstufe)
- ☐ 3 Jogurt
- ☐ 1/2 Liter Buttermilch
- ☐ 1/2 Liter Molke
- ☐ Gemüse und Salate aus biologischem Anbau für Suppe, Gemüsegerichte und Rohkost: Kartoffeln, Karotten, Sellerie, Petersilienwurzel, Tomaten, Zucchini, Paprika, Rote Bete, Blattsalat, Kräuter
- ☐ Getreide: Weizen, Hafer, Dinkel, Einkorn, Kamut, Amaranth (ganzes Korn, wenn Sie eine Mühle haben oder frisch geschrotetes)
- ☐ Vollkornflocken (fürs Müsli)
- ☐ Vollkornbrot
- ☐ Vollkorn-Knäckebrot
- ☐ Vollreis
- ☐ Nüsse (Haselnuss, Walnuss, Mandeln, Sonnenblumen- und Kürbiskerne)
- ☐ Trockenfrüchte (Backpflaumen, getrocknete Feigen, Datteln)
- ☐ Haferkleie
- ☐ Weizenkeime
- ☐ Hefeflocken
- ☐ Leinsamen (ungeschrotet), Wegerichsamen (Flohsamen)

1. Aufbautag	*Das Fasten wird beendet, die Umstellung auf Essen beginnt. Ein reifer Apfel am Vormittag ist die erste feste Nahrung: Langsam essen, gut einspeicheln und intensiv kauen. Den Geschmack voll auskosten und auf das Gefühl von Satt-Sein achten. Essen Sie bewusst – als erster Schritt zu einem neuen Essverhalten.*	
In der Früh	2 Tassen Pfefferminz-Kamillen-Tee, 2 eingeweichte Backpflaumen	kein Einlauf, Morgengang
Am Vormittag	Fastenbrechen mit 1 reifen Apfel, Wasser trinken	ruhen, kurze Spaziergänge
Zu Mittag	1 Teller Haferkornsuppe mit Trockenfrüchten und Nüssen	Mittagsruhe, Leibwärme
Am Nachmittag	Wasser und Tees trinken	Bewegung an der frischen Luft
Am Abend	1/4 Liter Buttermilch (mit 2 TL Leinsamen), 2 Scheiben Vollkorn-Knäckebrot, 2 Tassen Früchtetee-Mischung	Trockenfrüchte einweichen

Rezepte für die Aufbautage

Getreide-Gemüse-Suppe

1 EL Olivenöl · 2 EL fein geschroteter Dinkel (oder Weizen) · 1 Karotte · 1 kleines Stück Sellerie · 1/2 Kartoffel · 1/4 Stück Zucchini · 1 kleine Tomate

Getreide in Öl leicht bräunen. 1/2 Liter Wasser zugießen, aufkochen und 10 Minuten quellen lassen.

Gemüse mit der Bürste reinigen. Karotte, Kartoffel und Sellerie 20 Minuten bei schwacher Hitze kochen. Tomate und Zucchini in Stücke schneiden und nach 10 Minuten dazugeben. Zum Schluss das Korn hineinrühren und mit Majoran oder Liebstöckel würzen. Petersilienkraut klein schneiden und darüber streuen.

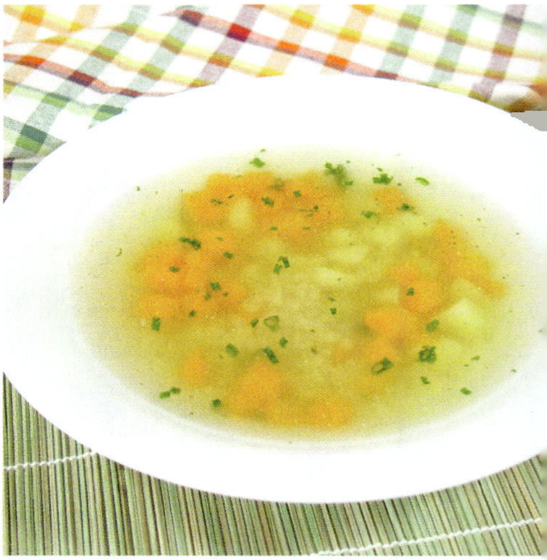

Mein Tipp:

Wenn Sie die doppelte Menge Gemüse kochen, können Sie am nächsten Tag damit ein Gemüserisotto machen.

2. Aufbautag	Am Morgen zeigt die Waage an, wie viel Sie wirklich abgenommen haben. Die Verdauungssäfte beginnen zu fließen, die Verdauung kommt wieder in Gang. Leinsamen, Trockenfrüchte und Wassertrinken helfen dabei. In den ersten Aufbautagen kann sich Müdigkeit einstellen als Folge der Umstellung auf Essen.	
In der Früh	Morgentee, 2 eingeweichte Backpflaumen, 2 Scheiben Vollkorn-Knäckebrot, 50 g Magerquark mit Kräutern	kein Einlauf, Morgengang und kneippen
Am Vormittag	Wasser trinken	Einkäufe machen, dazwischen ruhen
Zu Mittag	Pellkartoffeln (mit Schale), 100 g Kräutertopfen (-quark)	weiter bewusst essen, Mittagsruhe, Leibwärme
Am Nachmittag	Wasser trinken	Spaziergang oder kleine Wanderung
Am Abend	1 Tasse Tomaten-Zucchini-Suppe, 2 Scheiben Vollkorn-Knäckebrot, 1 Glas Molke, 2 Tassen Zitronengrastee	Trockenfrüchte einweichen

Früchte-Topfen-(Quark)-Creme

50 g Magertopfen (-quark) · 20 g Haferflocken · 1 TL Leinöl · 1/2 Banane · 1 Pfirsich · 1 Glas Apfelsaft · 10 g gehackte Nüsse · 1 TL Leinsamen · 1 TL Honig

Topfen und Öl gut verrühren. Bananen und Pfirsich pürieren. Haferflocken, Leinsamen und gehackte Nüsse mit Früchten vermengen, zuletzt Topfen und 1 EL Honig hineinrühren. Nach Bedarf mit Apfelsaft oder mit Ananassaft verdünnen.

Mein Tipp:

Probieren Sie auch andere Früchte der Saison wie Marillen (Aprikosen), Himbeeren, Heidelbeeren und Flocken von Weizen oder Dinkel.

Haferkornsuppe

2 EL Hafer frisch geschrotet · 1/2 Apfel · 2 eingeweichte Backpflaumen (oder getrocknete Feigen) · etwas Zitronenschale · 1 EL geriebene Nüsse · 1 TL Honig

Fein geschrotete Haferkörner in kaltem Wasser ansetzen. Kurz aufkochen, zudecken und 10 Minuten ziehen lassen. Eingeweichte Trockenfrüchte zerkleinern, Apfel und Zitronenschale hineinreiben, Einweichwasser dazugeben. Das Ganze in die Hafersuppe rühren. Nüsse reiben und darüber streuen.

Mein Tipp:

Dieses Gericht schmeckt auch mit Dinkel sehr gut. Wer es lieber süß hat, gibt 1 TL Honig dazu.

3. Aufbautag	*Auch heute noch kein Stuhlgang? Nehmen Sie es gelassen. Der Dickdarm muss sich erst bis zum Enddarm füllen. Außerdem: Nicht jeder Verdauungstrakt »erwacht« gleich schnell. Bewegung, Kneippen, Wassertrinken, Leinsamen und ballaststoffreiche Kost fördern die Entleerung.*	
In der Früh	Morgentee, 2 Scheiben Vollkorn-Knäckebrot, Früchte-Topfen-(Quark)-Creme	kein Einlauf, Morgengang
Am Vormittag	Wasser trinken	Spaziergang, Wasser trinken
Zu Mittag	Naturreis mit Gemüse, 1 Bio-Jogurt mit Früchten und 2 TL Leinsamen	Nachtisch weglassen, Mittagsruhe mit Leibwärme
Am Nachmittag	Wasser trinken	Bewegung an der frischen Luft
Am Abend	Vollkorn-Müsli mit gepressten Flocken, Nüssen und Früchten der Saison, 2 Tassen Lavendel-Honigbusch-Tee	Trockenfrüchte einweichen

Pellkartoffeln mit Kräutertopfen (-quark)

3 mittelgroße Kartoffeln · etwas Kümmel · 100 g Magerquark · 1 TL Pflanzenöl oder saure Sahne · Kräutermischung (im Winter Keimsprossen) · 1 kleine Tomate · Schnittlauch

Die Kartoffeln gründlich bürsten. In Gefäß mit Einsatz 20 bis 25 Minuten mit Kümmel dämpfen. Frische Kräuter (oder Keimsprossen) hacken, mit etwas Wasser und Sahne (Pflanzenöl) in den Topfen (Quark) hineinrühren. Schnittlauch klein schneiden und darüber streuen. Tomate vierteln, darauf legen und mit Basilikumblättern dekorieren.

Naturreis mit Gemüse

1 Tasse Naturreis · 1 Karotte · 1/2 Zucchini · 1 Hand voll Erbsen · 1/2 Zwiebel · 1 EL Olivenöl · 1 Lorbeerblatt · 1 Gewürznelke · 1 Prise Meersalz · etwas Oregano oder Rosmarin

Zwiebel schälen, fein hacken und im Öl andünsten. Zucchini und Karotte waschen, in Würfel schneiden und mit Erbsen und fein gehackten Kräutern in den Topf geben. Mit wenig Wasser bei schwacher Hitze 10 Minuten dünsten.
1 Tasse Wasser zum Kochen bringen. Reis, Gewürznelke und Lorbeerblatt ins Wasser geben und etwa 20 Minuten kochen lassen.

Reis und Gemüse getrennt anrichten oder miteinander vermengen.

4. Aufbautag	*Wenn sich auch heute noch kein Stuhlgang einstellt, können Sie mit einem »kleinen Einlauf« nachhelfen. Auch Sauerkrautsaft fördert die Entleerung. Lassen Sie sich nicht durch Gelüste zu großen Portionen verleiten. Wenn das Sättigungsgefühl kommt, Rest stehen lassen. Auch das will gelernt werden.*	
In der Früh	Morgentee, 2 Vollkornbrote getoastet, mit etwas Butter, Topfen (Quark) und Honig	Morgengang und kneippen
Am Vormittag	Wasser trinken	Bewegung im Freien, dazwischen ruhen
Zu Mittag	Bunter Frischkost-Teller, Bio-Jogurt mit Früchten und 2 TL Leinsamen	Frischkost intensiv kauen, Mittagsruhe
Am Nachmittag	Wasser trinken	kleine Wanderung oder Radtour
Am Abend	Getreide-Gemüse-Suppe, 1/4 Liter Dickmilch (mit 2 TL Leinsamen) und Obst	Trockenfrüchte einweichen

Bunter Frischkost-Teller

3 – 4 Salatblätter · 1 Karotte · 1 Stück Sellerie · 3 Radieschen · 1/2 Zucchini · 2 gedämpfte Kartoffeln · 1 EL Apfelessig (oder Zitrone) · 3 EL Sauermilch (oder Jogurt) · 1 EL Sonnenblumenöl · frische Kräuter

Die Kartoffeln kochen, Salatblätter und Zucchini waschen, Wurzelgemüse mit Bürste reinigen. Kartoffeln und Radieschen in Scheiben schneiden, Zucchini, Karotte und Sellerie fein raspeln. Alle Teile unvermischt auf die Salatblätter häufeln und auf flachem Teller dekorativ verteilen.

Sauermilch mit Essig (Zitrone) und kalt gepresstem Pflanzenöl verrühren. Soße über Rohkosthäufchen gießen und mit den fein gehackten Kräutern bestreuen.

Tomaten-Zucchini-Suppe

1 kleine Frühlingszwiebel · 1/2 Zucchini · 1 Tomate · 1 EL Bio-Tomatenmark · 1 EL Olivenöl · 1 TL Hefeflocken · Oregano und frisches Basilikum

Tomate und Zucchini waschen, Stilansätze wegschneiden und würfeln. Frühlingszwiebel schälen und klein schneiden. Öl erhitzen. Zwiebel, Gemüse und etwas Wasser zufügen und 15 Minuten bei schwacher Hitze dünsten.

Tomatenmark und 1/2 Liter Wasser zugeben und kurz aufkochen lassen. Mit Oregano und Hefeflocken würzen. Die Suppe mit fein geschnittenem Basilikum bestreuen.

Aufbaufehler vermeiden

Auch die Aufbautage sind Tage der Versuchungen. Durch die Straßen ziehen Gerüche, das Schaufenster einer Konditorei lockt. Freunde laden zum Essen ein. Bleiben Sie standhaft und wachsam.

Machen Sie sich bewusst: Erst nach 5 – 6 Tagen haben sich genügend Säfte gebildet, kann normale Kost verdaut werden.

Damit Ihnen keine Aufbaufehler mit schlimmen Folgen unterlaufen, ist hier aufgelistet, was Sie in der Aufbauzeit weglassen sollten:

- Fleisch und Fleischprodukte,
- Milch und fettreicher Käse,
- Zucker und Süßigkeiten (Ausnahmen sind Trockenfrüchte und Honig),
- Fische, Schalen- und Krustentiere,
- rohes Zwiebelgemüse, Rettich, Kohl, Hülsenfrüchte,
- Kaffee, Schwarztee, Limonaden und andere gezuckerte Industriegetränke,
- Nikotin und alkoholische Getränke.

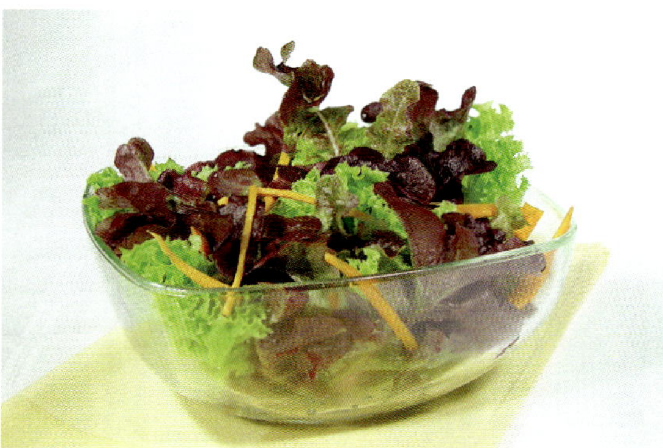

Frischkost für die Aktivierung der Darmarbeit.

Orientieren Sie sich an den »Rezepten für die Aufbautage« (Seite 54 – 57). Diese Speisen sind leicht verdaulich, enthalten Ballaststoffe zur Anregung der Darmperistaltik und versorgen Sie mit wertvollen Vitalstoffen.

Verbreitete Aufbaufehler sind auch Eile beim Essen und zu große Portionen auf dem Teller. Wer hastig isst und in Gedanken nicht beim Essen weilt, spürt das Sättigungsgefühl zu spät. Er vertilgt zu große Mengen, der Magen, im Fasten geschrumpft, wird überdehnt und verlangt beim nächsten Mal mehr. Richtig wäre: Zeit lassen beim Essen, Portionen klein halten, bewusst essen (genießen), während des Essens nicht trinken.

Der neue Weg zu mehr Gesundheit und Wohlbefinden

Willkommen im Kreise fastenerprobter Frauen und Männer. Sie haben eine Woche oder länger gefastet, dabei waren Sie Versuchungen ausgesetzt, die Sie tapfer überwunden haben. Ihr Selbstbewusstsein und Ihr Vertrauen in die Fähigkeiten des Körpers sind gestiegen. Sie wissen jetzt, dass Leben ohne feste Nahrung möglich ist – und ohne Hungergefühle! Sie spüren auch, dass etwas »in Gang« gekommen ist, haben wieder mehr Freude an Bewegung, an Wanderungen und Naturerlebnissen.

Auch Ihre Kreativität ist neu erwacht: Sie haben wieder Ideen und Pläne für die Zukunft. Vor allem aber spüren Sie deutlich, dass etwas wieder ins Lot gekommen ist, was vor dem Fasten aus der Ordnung gekommen war.

Blicken Sie mit Stolz auf das bisher Erreichte: Der Spiegel zeigt Ihnen, dass Sie schlanker geworden sind, dass sich die Haut gestrafft hat und Unreinheiten verschwunden sind. Vielleicht sind auch Magen-Darm-Probleme verschwunden oder Gelenkschmerzen, die Ihre Bewegung eingeschränkt hatten.

Ziele setzen

Jetzt wäre der richtige Augenblick, sich neue Ziele zu setzen. Stellen Sie sich vor, Sie stehen an einer Straßenkreuzung. Auf einem Wegweiser steht *»Alter Weg«*: Dieser Weg führt zurück in den Alltag mit den alten Lebensgewohnheiten, wie Fehlernährung, unkontrollierter Konsum von Alkohol, Zigaretten, Kaffee, Süßigkeiten, Stress in Beruf und Freizeit. Auf dem anderen Wegweiser steht *»Neuer Weg«*: Dieser Weg führt Sie weiter, denn er führt zu mehr Gesundheit und Wohlbefinden und damit zu einer besseren Lebensqualität. Sie wissen es selbst: Aller Anfang ist schwer. Nehmen Sie sich nicht zu viel auf einmal vor, aber versuchen Sie wenigstens einiges von dem, was Sie im Fasten erlebt und erfahren haben, in Ihrem Alltag umzusetzen:

- Vertrauen Sie Ihrem Körper. Hören Sie auf seine Signale, wenn er fordert »Ich bin satt!« oder »Ich brauche jetzt Ruhe!«.

- Versuchen Sie das Prinzip des Fasten-Tagesplanes, »Bewegungs- und Ruhephasen«, in Ihrem Tagesablauf zu integrieren.

- Bleiben Sie in Bewegung: Wählen Sie eine Ihren Fähigkeiten angemessene Sportart und machen Sie 3-mal in der Woche dosiertes Bewegungstraining.

- Lernen Sie Entspannungsübungen wie autogenes Training, Yoga oder Bilder-Meditation als Hilfe bei der Stressbewältigung im Alltag.

- Reduzieren Sie Ihren Fleischkonsum, essen Sie mehr Vollgetreide, Obst und Gemüse. Und trinken Sie täglich 1 1/2 bis 2 Liter reines Quellwasser – außerhalb der Mahlzeiten.

- Versuchen Sie ganzheitlicher zu leben. Denken Sie mehr als bisher an sich selbst, wenn es um Ihr seelisches Wohlbefinden geht.

- Machen Sie das Fasten nach Dr. Lützner zu einer festen Einrichtung in Ihrem Leben: Fasten Sie 1- oder 2-mal im Jahr. Ihr Körper wird es Ihnen danken.

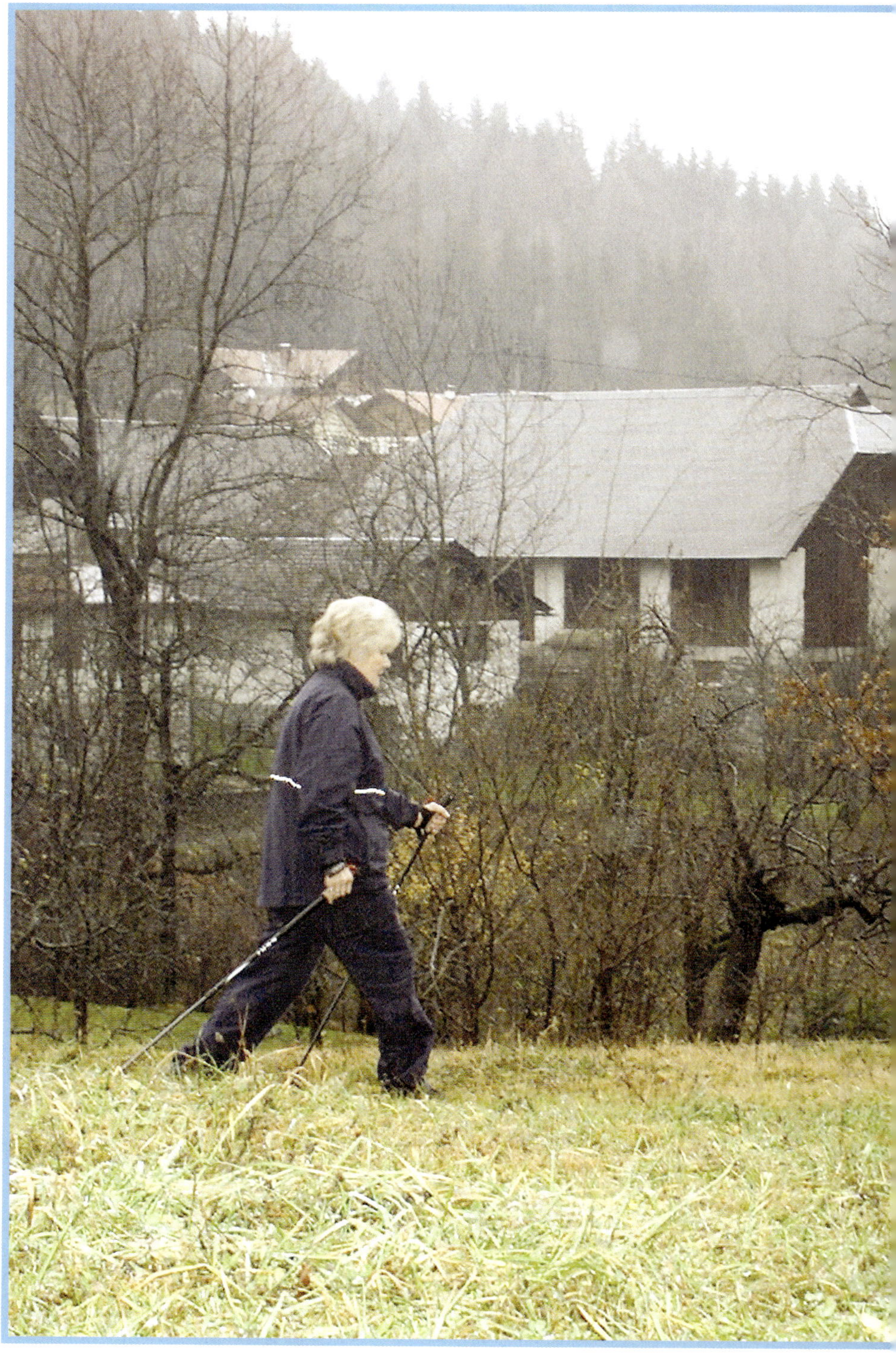

3-mal in der Woche: dosierte Bewegung, die Spaß macht.

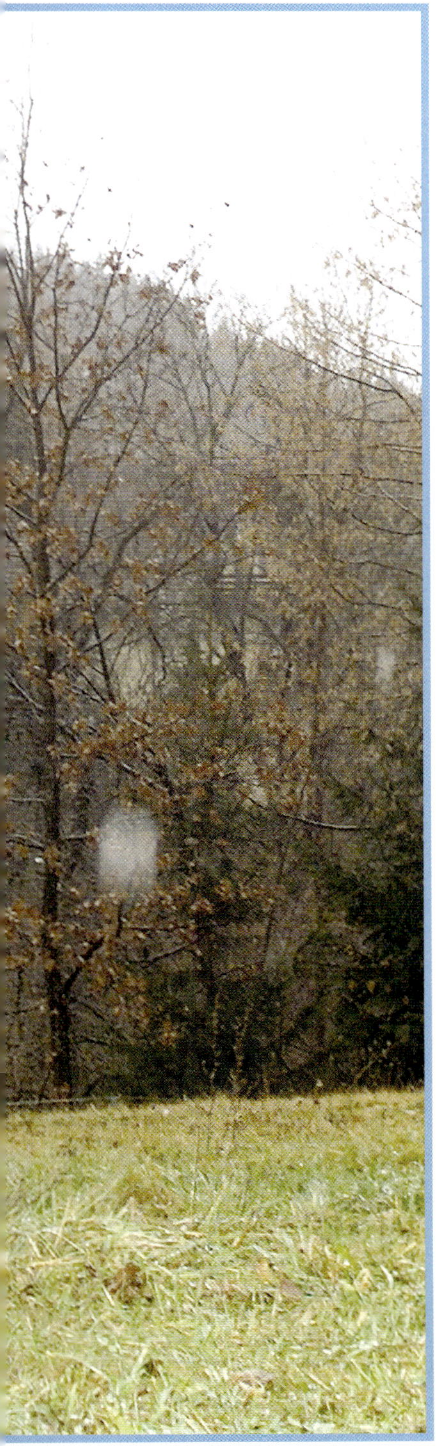

Sonderteil

Säulen der Gesundheit

Immer mehr Menschen nehmen sich vor, bewusster zu leben und gesund alt zu werden. Nutzen Sie die Chance! Aus dem tief gehenden Erlebnis des Fastens heraus gelingt es wesentlich leichter, krankmachende Lebensgewohnheiten in gesundheitsfördernde umzuwandeln. Der folgende Sonderteil zeigt Ihnen, worauf es dabei wirklich ankommt. Hier finden Sie präzise Antworten auf die Fragen: Was schadet mir und was bringt mich weiter auf dem Weg zu mehr Gesundheit, Leistungsfähigkeit und Wohlbefinden.

Gesundheit zum Nulltarif

Ein wacher Geist in einem gut trainierten Körper – das steht auf unserer Wunschliste an erster Stelle. Auch mentale Stärke und Wellness sind sehr gefragt. Das Gesundheitsinteresse ist groß; immer mehr Menschen nehmen sich vor, gesünder zu leben und gesund alt zu werden.

Die Realität sieht freilich anders aus: So genannte »Wohlstandskrankheiten« nehmen weiter zu, allein 60 % aller vom Arzt behandelten Erkrankungen sind auf Stoffwechselstörungen zurückzuführen – als Folge einer falschen Lebensweise: zu viel und falsches Essen, zu wenig Bewegung, zu viel Stress, zu wenig Ruhe und Entspannung. Den Medizinern ist das bewusst, ebenso den Verantwortlichen im Gesundheitsbereich. Trotzdem werden Maßnahmen zur Gesunderhaltung wenig gefördert, während die Krankheiten, die als Folge falscher Lebensführung entstehen, Jahr für Jahr Milliarden verschlingen. Die Betroffenen wissen ebenfalls Bescheid, was an ihrem Lebenswandel allerdings wenig ändert. »Das Gesundheitsinteresse ist riesig, das Gesundheitswissen ist mäßig, das Gesundheitsverhalten ist miserabel«, schrieb der Dichter Christian Morgenstern vor über 100 Jahren. Daran hat sich bis heute leider wenig geändert. Als Ursachen für diese Fehlentwicklung seien hier nur zwei genannt: Ärzte, die eher an Krankheitssymptomen herumdoktern als den Krank-

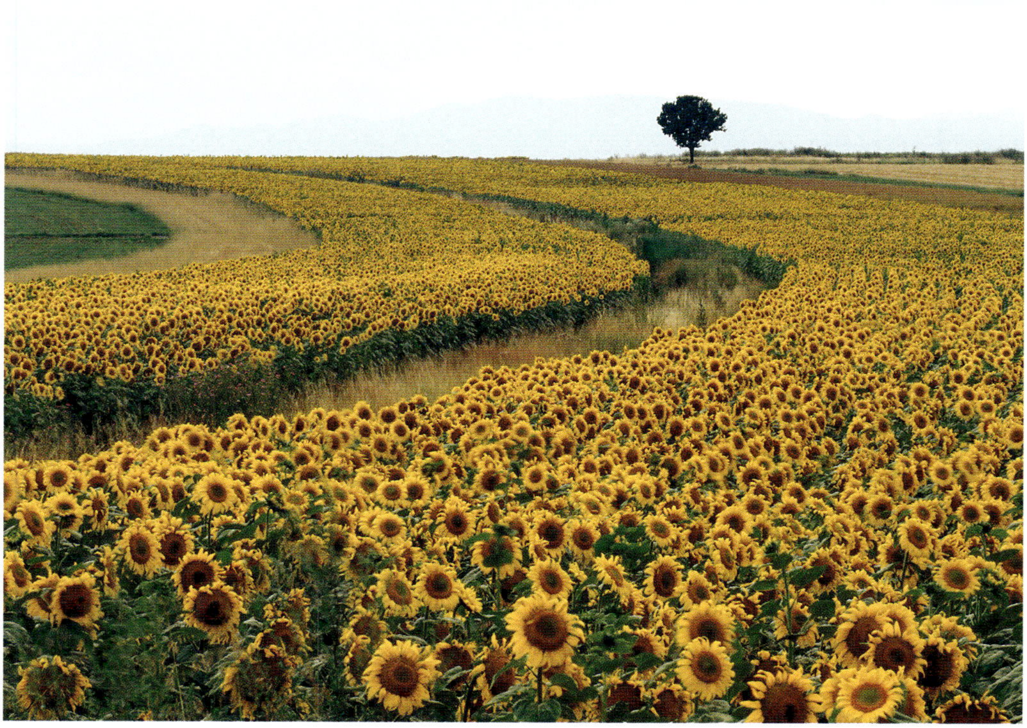

Lernen Sie ihn kennen, den »wunderbaren Effekt ansteckender Gesundheit«.

heitsursachen auf den Grund zu gehen. Und Patienten, die keine Verantwortung für ihre Gesundheit übernehmen und extrem medikamentengläubig sind.

Dabei ist es nur eine Frage der Aufklärung und richtigen Weichenstellung dafür zu sorgen, dass nicht nur Krankheiten bekämpft werden, sondern die Gesundheit der Menschen bewahrt wird. Und das praktisch zum Null-Tarif.

Gesundheit kann ansteckend sein

Wegweiser für eine Gesundheitsvorsorge von heute könnten die »Säulen der Gesundheit« sein, von denen schon Hippokrates meinte, sie seien die Basis für einen gesunden Körper und einen gesunden Geist: *Ernährung – Ausscheidung – Bewegung – Entspannung.* Von jeder dieser Säulen aus kann man seine Lebensqualität und Leistungsfähigkeit steigern und jede Säule stützt die drei anderen und festigt sie. So sorgt *vollwertige Ernährung* für Energie und Nachschub an lebenswichtigen Nährstoffen, was wieder die Lust an der Bewegung steigert. Genügend *Bewegung* stärkt Herz und Kreislauf und erhöht die Fettverbrennung. Regelmäßige *Ausscheidung* entschlackt und entgiftet und fördert das Stoffwechselgeschehen. *Entspannung* hilft bei der Stressbewältigung und bringt uns wieder ins Lot. Ein geschlossenes System, das sich selber an- und weitertreibt und ständig neue Lebenskraft produziert. Rüdiger Dahlke, Arzt und Ganzheitsmediziner, nennt es »den wunderbaren Effekt ansteckender Gesundheit«.

Mehr Bewusstheit

Die »Säulen der Gesundheit« des Hippokrates sind Teil eines Lebenstempels mit Balken und Dach, auf dem das Wort »Bewusstheit« eingemeißelt ist. Damit ist gemeint »die Gesamtheit der Vorgänge, durch die wir uns der Außenwelt und unserer Person selbst bewusst werden«. Ein Begriff, der für die Umsetzung von Gesundheitswissen in Gesundheitspraxis von entscheidender Bedeutung ist. Gesundheitsbewusstsein bekommt man allerdings nicht in die Wiege gelegt, man muss es lernen. Ob Ernährung und Ernährungsbewusstsein oder Bewegung und Körperbewusstheit – am Anfang steht die Frage: Was macht mich krank und was bringt mich weiter auf dem Weg zu mehr Gesundheit und Lebensfreude?

Schieben Sie die Entscheidung nicht vor sich her, sondern beginnen Sie noch heute, die Verantwortung für Ihre Gesundheit in die eigenen Hände zu nehmen. »Was immer du tust, tu es hier und jetzt«, so der tibetische Meditationsmeister Drukpa Rinpoche, »der Augenblick ist der einzige Ort der Erfahrung, an dem du das Leben packen, erleben und spüren kannst«.

Ernährung

Super für den Körper

Würden Sie einen Porsche mit Heizöl statt mit Superbenzin betanken? Nein! Damit könnte die teure Hochleistungsmaschine nicht lange überleben. Unserem Organismus, noch viel komplizierter und empfindlicher als ein Ottomotor, muten wir noch Schlimmeres zu: Nämlich denaturierte Industrie-Nahrung, deren Qualität im Vergleich zur Vollwertnahrung um ein Mehrfaches schlechter ist als Heizöl.

Diese alarmierende Erkenntnis wird durch den neuesten Ernährungsbericht des Gesundheitsministeriums bestätigt. Darin heißt es unter anderem: Wir essen zu viel und häufig das Falsche, was zu Übergewicht und Stoffwechselerkrankungen wie Bluthochdruck, Diabetes und erhöhte Blutfettwerte (Cholesterin, Triglyzeride) führt. Über 60 Prozent aller heute vom Arzt behandelten Erkrankungen sind auf Stoffwechselstörungen zurückzuführen. Daraus ergibt sich, dass Fehlernährung zum Gesundheitsproblem Nr. 1 geworden ist.

Richtige Ernährung

Um besser zu begreifen, was mit unserer Ernährung falsch läuft, sollten wir hinterfragen, auf was es bei der richtigen Ernährung ankommt. Deutschlands bekanntester Ernährungsphysiologe, *Prof. Claus Leitzmann,* hat in seinem Buch »Vollwert-Ernährung« die Antwort in einfache Sätze gefasst:

- »Richtig ist unsere Ernährung, wenn sie den Energiebedarf deckt, alle lebenswichtigen Nährstoffe enthält und frei von schädlichen Substanzen ist.«
- »Wichtig ist Ernährung, weil sie die Grundbausteine für den Aufbau und Ersatz körpereigener Substanzen liefert, die Widerstandskraft gegen Krankheiten stärkt und die geistige Leistungsfähigkeit erhöht.«

Industrienahrung und andere unbegrenzt haltbar gemachte Nahrungsmittel aus dem Supermarkt decken zwar den Energiebedarf, liefern aber keine oder zu wenig *essentielle Nährstoffe.* Außerdem sind sie belastet durch Konservierungsstoffe, Farb-, Geruchs- und Geschmacksstoffe und durch Spritz- und Düngemittel aus der konventionellen Landwirtschaft. Dieses Defizit lässt sich auch nicht ausgleichen durch teure Nahrungsergänzungsmittel, wie Multivitamintabletten, und andere synthetische Produkte der Pharmaindustrie. Dazu kommt noch, dass eine Überdosierung von Vitamintabletten gesundheitsschädigende Folgen haben kann. Es genügen übrigens bereits kleinste Mengen, um den täglichen Nährstoffbedarf zu decken. Wer sich vollwertig ernährt und seinen Speiseplan abwechslungsreich gestaltet, wird mit allen lebenswichtigen Substanzen ausreichend versorgt.

Nährstoffe und gesundheitsfördernde Substanzen. Essentielle Nährstoffe sind Substanzen, die der Mensch für die Erhaltung seiner Lebensvorgänge benötigt, die er aber im Stoffwechsel nicht selbst herstellen kann und daher mit der Nahrung aufnehmen muss. »Essentiell« bedeutet daher: *lebensnotwendig und zufuhrnötig.*

Dazu gehören: Vitamine, Mineralstoffe, Aminosäuren und ungesättigte Fettsäuren. Zu den gesundheitsfördernden Substanzen zählen die bioaktiven Substanzen und die Ballaststoffe. Vorkommen: hauptsächlich in Vollkorn- und Vollkornprodukten, Obst, Gemüse, Hülsenfrüchten, Milch und Milchprodukten, Fisch; vereinzelt auch in Fleisch und Fleischprodukten.

Das ist Vollwert-Ernährung

Wie richtige Vollwert-Ernährung aussehen sollte, haben Ernährungsphysiologen aus Gießen bereits vor mehr als 10 Jahren formuliert. Ihre Definition von »vollwertig« ist als *»Giessener Formel«* allgemein bekannt geworden; nach ihr orientieren sich heute Ernährungsfachleute, aber auch interessierte Laien.

»Vollwert-Ernährung ist eine überwiegend pflanzliche (lakto-vegetabile) Ernährungsweise, bei der gering verarbeitete Lebensmittel bevorzugt werden. Gesundheitlich wertvolle, frische Lebensmittel werden zu genussvollen und bekömmlichen Speisen zubereitet. Die hauptsächlich verwendeten Lebensmittel sind Gemüse und Obst, Vollkornprodukte, Kartoffeln, Hülsenfrüchte sowie Milch und Milchprodukte, daneben können auch geringe Mengen an Fleisch, Fisch und Eiern enthalten sein. Ein reichlicher Verzehr von unerhitzter Frischkost wird empfohlen, etwa die Hälfte der Nahrungsmenge.« Mit der Vollwert-Ernährung sollen außerdem hohe Lebensqualität (Gesundheit), Schonung der Umwelt und soziale Gerechtigkeit weltweit gefördert werden.

Wichtige Erkenntnisse der Giessener Ernährungsexperten führten zur Empfehlung, Lebensmittel *so natürlich wie möglich* zu belassen, da bei der Verarbeitung ein Teil oder sogar der Großteil an wertvollen Inhaltsstoffen verloren geht. Ausnahmen sind Kartoffeln und Hülsenfrüchte, die im Rohzustand toxisch sind. Wir empfehlen Ihnen möglichst oft Rohkost auf den Tisch zu bringen: zum Beispiel Salat als Vorspeise und Obst

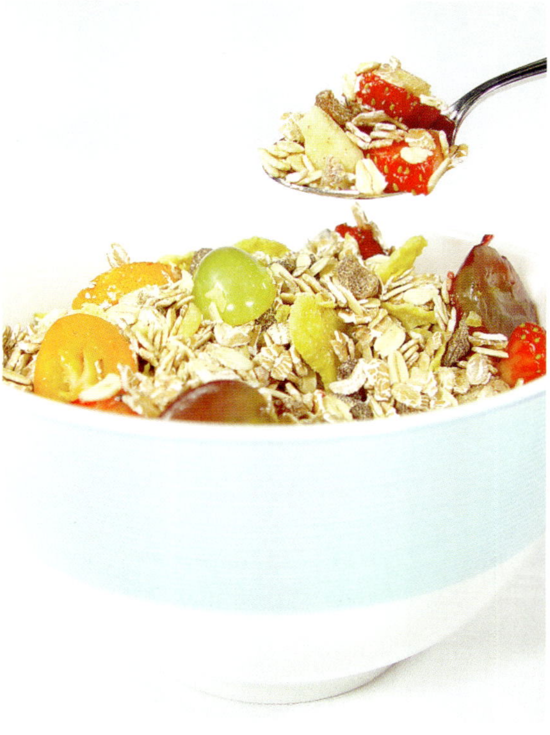

Das Frischkorn-Müsli – ein Basisgericht der vollwertigen Ernährung.

Übersicht*: Vollwertige Lebensmittel

Lebensmittel	Anteil an Nahrung	1: Sehr empfehlenswert
Getreide	1/2 der Nahrungsmenge aus 1 und 2	Gekeimtes Korn, Vollkornschrot, Vollkornflocken, frisch gequetscht, Naturreis
Gemüse, Obst	1/2 der Nahrungsmenge aus 1 und 2	Frischgemüse, milchsaures Gemüse, frisches Obst
Kartoffeln	1/2 der Nahrungsmenge aus 1	Gekochte Kartoffeln
Hülsenfrüchte	1/2 der Nahrungsmenge aus 1	Gekeimte, blanchierte Hülsenfrüchte, erhitzte Hülsenfrüchte
Nüsse, Pflanzenöle und -fette	1/2 der Nahrungsmenge aus 1 und 2	Nüsse, Mandeln, Ölsamen (Sonnenblumenkerne), Ölfrüchte (Oliven)
Milch- und Milchprodukte	1/2 der Nahrungsmenge aus 1 und 2	Vorzugsmilch, pasteurisierte Vollmilch, Topfen (Quark), Molke, Sauermilchprodukte
Fleisch	2-mal die Woche	
Fisch	2-mal die Woche	Frische Süßwasser- und Meeresfische
Eier	2 – 3 Stück die Woche	
Getränke	Vorwiegend aus 1 und 2	Kontrolliertes Quellwasser, ungechlortes Leitungswasser, natürliches Mineralwasser, verdünnte Frucht- und Gemüsesäfte frisch gepresst, Kräuter und Früchtetees
Süßigkeiten	In kleinen Mengen aus 1 und 2	Süßes frisches Obst, Honig
Kräuter und Gewürze	Gut dosiert aus 1 und 2	Frische Küchenkräuter, ganze oder frisch gemahlene Gewürze

* Nach: Koerber/Männle/Leitzmann. Vollwert-Ernährung

2: Empfehlenswert	3: Weniger empfehlenswert	
Vollkornprodukte wie Nudeln, Vollkornbrot, Vollkorngerichte gekocht und gebraten	Graubrot, Weißbrot, Weißmehlnudeln, Cornflakes, Feinbackwaren aus Auszugsmehl	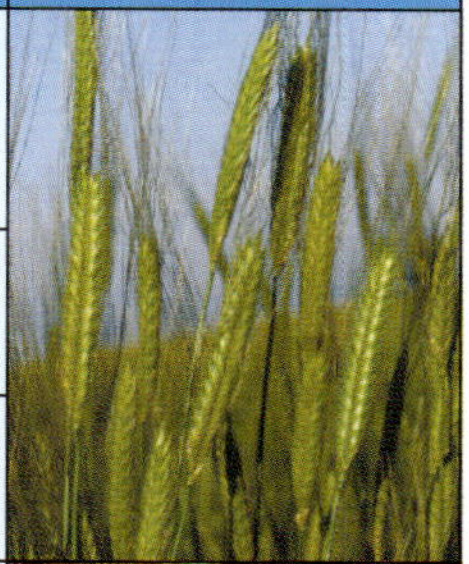
Erhitztes Gemüse, erhitztes Obst, Tiefkühlgemüse, Tiefkühlobst	Gemüsekonserven, Obstkonserven	
	Fertigmischungen (z. B. Knödel), Pommes frites, Chips	
		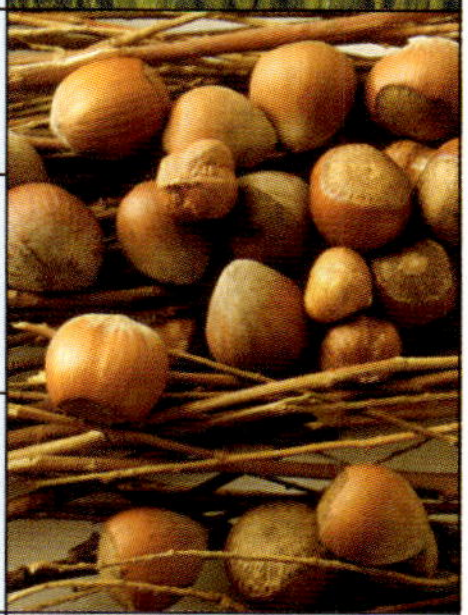
Kaltgepresste Pflanzenöle, ungehärtete Pflanzenmargarine, Butter	Extrahierte, raffinierte Fette und Öle, gehärtete Margarine, Kokosfett, Butter-Schmalz	
Magerer Käse (ohne Zusatzstoffe), fetter Käse in kleinen Mengen	H-Milch (-produkte), Milchprodukte mit Zutaten, Kondensmilch, Milchpulver, Schmelzkäse	
Geflügel, Lamm, Rind, Wild, gekocht und gebraten	Wurstwaren, Fleischwaren, Innereien (Konserven)	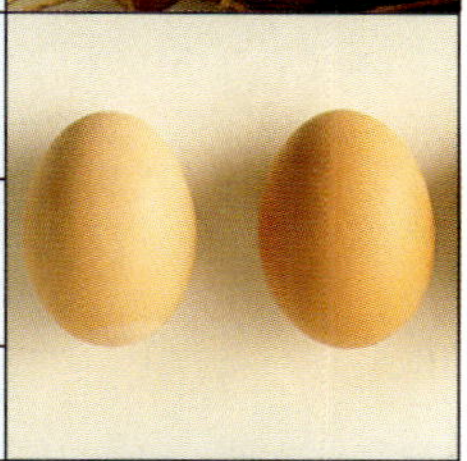
Tiefgefrorener Fisch	Fische aus belasteten Gewässern, Fischkonserven	
Eier von freilaufenden Hühnern	Eier aus Legebatterien, Eipulver	
Verdünnte Frucht- und Gemüsesäfte, Getreidekaffee, parfümierte Tees	Fruchtnektar, Kakao, Bohnenkaffee, schwarzer Tee, Bier, Wein, Limonaden, Cola, Instant-Getränke	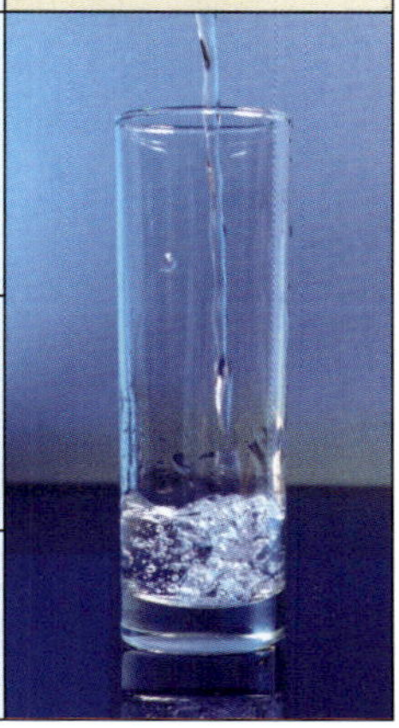
Trockenobst (eingeweicht), Apfel-Birnen-Dicksaft, Ahornsirup, Vollkorngebäck, Schokolade, Speiseeis	Haushalts-, Fruchtzucker, brauner Zucker, Süßstoffe, Süßwaren aller Art (Bonbons, Gummibärchen), Weißmehlgebäck wie Torten und Kuchen	
Getrocknete oder Gefrierkräuter, gemahlene Gewürze, Gewürz-mischungen, jodiertes Meer- u. Kochsalz	Aromastoffe, Geschmacksverstärker (Glutamat), Kräutersalz, Kochsalz	

Hinweise zur Tabelle:

- Pflanzliche Lebensmittel sollten gegenüber tierischen bevorzugt werden.
- Die empfohlenen Lebensmittel sollten möglichst aus kontrollierter biologischer Erzeugung stammen.
- Geben Sie biologischen Lebensmitteln aus regionaler Erzeugung und nach jahreszeitlichem Angebot den Vorzug.
- Meiden Sie schadstoffbelastete und unter Anwendung von Gentechnik erzeugte Lebensmittel.

zwischen den Mahlzeiten. Wer bisher nur Gekochtes gegessen hat, braucht zwar einige Zeit für die Umstellung, aber bereits nach einigen Wochen hat sich der Magen an die »Frischkost« gewöhnt und man möchte ihren Geschmack nicht mehr missen.

Umstellung auf Vollwertkost

Es wäre ein Riesenschritt in Richtung Gesundheit, könnten Sie Ihre Ernährung kurzfristig auf »vollwertig« umstellen. Und zwar mit Lebensmitteln, die diesen Namen verdienen und nicht nur leere Kalorien liefern. Nur – wer schafft das schon von heute auf morgen? Fangen Sie also mit kleinen Schritten an: Essen Sie weniger Fleisch und Wurst, dafür mehr Gemüse und Milchprodukte. Sorgen Sie dafür, dass Vollkorn in Ihr »täglich Brot« kommt und der Obstteller nachgefüllt wird. Bereits nach einigen Wochen werden positive Auswirkungen deutlich erkennbar sein und Sie ermutigen, auf diesem Weg weiterzugehen.

Auch das gehört zur vollwertigen Ernährung: Werden Sie als Konsument kritischer und prüfen Sie, was Sie in Ihren Einkaufskorb legen. Kaufen Sie nur Produkte, deren Inhalte klar deklariert sind (mit Verpackungs- oder Haltbarkeitsdatum). Bevorzugen Sie Lebensmittel aus kontrollierter biologischer Erzeugung und kaufen Sie Bioprodukte aus Ihrer Region – wenn möglich, direkt beim Bauern. Wenn wir Verbraucher vollwertigen Nahrungsmitteln den Vorzug geben, wird auch die Qualität des Angebots in den Märkten steigen.

5 Tipps für eine vollwertige Ernährung

- ☐ **Sich schlank essen.** Kalorienarme Lebensmittel helfen, die Figur »in Form« zu halten. Mit Frischkost aus Blattsalaten und Wurzelgemüse, Frischobst und Gerichten aus Hülsenfrüchten nehmen Sie ab und zugleich Ballaststoffe auf.
- ☐ **Schonend zubereiten.** Langes Kochen zerstört Nährstoffe und Ballaststoffe. Es empfiehlt sich deshalb, Gemüse im eigenen Saft zu dünsten oder im Dampf zu garen. Als Geräte eignen sich Wok und Edelstahltöpfe mit Zargenverschluss.
- ☐ **Ballaststoffreiche Kost.** Füllt den Darm, sorgt für regelmäßigen Stuhlgang und beugt Darmerkrankungen und Dickdarmkrebs vor. Mit Vollkorn, Obst, Gemüse und Hülsenfrüchten wie Bohnen, Erbsen, Linsen leben Sie ballaststoffreich.
- ☐ **Pflanzenöle kaltgepresst.** Sind ein wichtiger Bestandteil der Vollwertküche. Sie enthalten essentielle Fettsäuren (Linolsäuren), die unentbehrlich sind für die Zellerneuerung. Mit Nussöl, Mohnöl, Distel- und Kürbiskernöl werden Salate zum Feinschmeckergericht.
- ☐ **Zucker reduzieren.** Der Verbrauch von isoliertem Zucker ist auf fast 40 kg pro Person und Jahr gestiegen. Er ist für die Vollwerternährung nicht zu empfehlen. Süßen Sie mit Honig, mit Birnen- oder Apfeldicksaft.

Ausscheidung

Gesundheit beginnt im Darm

Stuhl, Kot, Fäkalien, Exkremente – das sind Worte, die wir nicht gerne in den Mund nehmen.

Dabei gäbe es Grund genug, darüber zu reden: Bereits jeder Dritte leidet heute an Magen-Darm-Erkrankungen mit den Folgen Blähungen, chronischer Durchfall und Obstipation (Stuhlverstopfung). Auch Darmkrebs ist weiter auf dem Vormarsch. Viel lieber unterhalten wir uns übers Essen und Trinken – über die schönen Dinge aus Küche und Keller.

Das ist nicht überall auf der Welt so. Es gibt Kulturen, in denen die Ausscheidung genau so wichtig genommen wird, wie die Nahrungsaufnahme. Ja, für viele afrikanische Völker ist der Bauch sogar Sitz der Seele. Neueste Forschungsergebnisse lassen den Schluss zu, dass die »Wilden« gar nicht falsch liegen: Wissenschaftler verschiedener Universitäten in USA und Europa haben unabhängig voneinander herausgefunden, dass es so was wie »ein Gehirn des Magens« gibt, von dem aus wichtige Vorgänge in diesem Bereich selbständig gesteuert werden.

Warum ist regelmäßige Ausscheidung für unsere Gesundheit so wichtig? Zum einen, damit wir die unverdaulichen Nahrungsreste loswerden, bevor sie in Gärung übergehen und Magen-Darm-Probleme verursachen. Zum anderen, weil auf diesem Weg Stoffwechselrückstände entsorgt werden, die an Gefäßinnenwänden und im Bindegewebe abgelagert wurden und Giftstoffe, die wir mit der Nahrung oder aus der Umwelt aufgenommen haben. Wichtig wäre auch eine Ruhezeit durch Fasten, in der sich der gesamte Verdauungstrakt regenerieren kann.

Fasten – die ideale »Rastkur« für Magen und Darm.

Ausscheidung fördern

Das Beste, was Sie vorbeugend für eine gut funktionierende Ausscheidung tun können, ist die Umstellung auf vollwertige Ernährung (Seite 65 – 68). Je größer der Anteil an Gemüse, Obst und Vollgetreide in Ihrer Nahrung, desto mehr Ballaststoffe nehmen Sie auf. Ballaststoffreiche Kost wieder garantiert regelmäßigen Stuhlgang, fördert die Ausscheidung und reduziert die Gefahr von Magenkrebs.

Ebenfalls wichtig ist Wassertrinken. Diese gesunderhaltende Maßnahme wird erst allmählich in seiner ganzen Bedeutung erkannt: Wasser regelt alle wichtigen Körperfunktionen wie Stoffwechsel, Verdauung und Kreislauf, es wirkt auf chemischem Weg als Lösungs-, Transport- und Reinigungsmittel und ist deshalb unentbehrlich für das Funktionieren der Ausscheidung. Innerhalb von 24 Stunden werden unsere Nieren von etwa 1.500 Liter Blut durchspült. 1 1/2 bis 2 Liter Wasser werden täglich ausgeschieden und müssen durch Trinken ersetzt werden, um die Körperfunktionen aufrechtzuerhalten. Wer zu wenig Wasser trinkt, muss damit rechnen, dass sein Körper austrocknet und der Alterungsprozess schneller fortschreitet.

Anmerkung: Cola, Limonaden und andere Industriegetränke sind kein Ersatz für reines Quellwasser.

Mit Vollkorn, Gemüse und Obst leben Sie ballaststoffreich.

Regenerieren und sanieren

Was unser Körper einmal im Jahr braucht, ist eine gründliche Reinigung von innen heraus durch Fasten oder eine F. X. Mayr-Kur. Bereits in einer Woche ohne feste Nahrung können wir so den Großteil jener Gift- und Stoffwechselrückstände loswerden, die sich in Fettdepots und Bindegewebe abgelagert haben. Zugleich wird der Darm saniert, die Immunabwehr gestärkt, Stoffwechselstörungen werden behoben, das Körpergewicht wird reduziert und anderes mehr (»Gewinn durch Fasten« Seite 15).

Ideal für eine Entschlackung zwischendurch ist der »Entlastungstag« – und zwar ein Mal pro Woche, wie er vor dem Einstieg ins Fasten praktiziert wird (siehe Seite 32 »Vorschläge für den Entlastungstag«) – mit Gerichten, die bekömmlich sind und die Ausscheidung fördern: aus Gemüse, Kartoffeln, Obst, Hirse, Reis und Sauermilchprodukten sowie mit Entschlackungstees aus dem reichen Angebot unserer heimischen Heilpflanzenflora.

5 Tipps für einen gesunden Darm

- ☐ **Ballaststoffreich essen.** Das füllt den Darm und regt die Darmtätigkeit an. Rohkostteller statt Suppe, Frischkornmüsli statt Frühstücksbrötchen und etwas Leinsamen im Jogurt sorgen für gute Verdauung und rasche Entleerung.
- ☐ **Lebenselixier Wasser.** Trinken Sie täglich 1 1/2 bis 2 Liter Quellwasser. Und zwar kontrolliert und nicht erst, wenn der Durst sich meldet. Am besten vormittags und am Nachmittag und nicht zu den Mahlzeiten, damit die Ausscheidung funktioniert und der Kreislauf stabil bleibt.
- ☐ **Entstauen – Entschlacken.** Dabei helfen auch Massagen und Lymphdrainagen, Sauna und Tepidarium (trockener Schwitzraum mit 45 °C) sowie heiß-kalte Wechselduschen. Gleichzeitig werden Gefäße und Kreislauf trainiert.
- ☐ **Einmal die Woche »Entlastungstag«.** Bei leichter, natürlicher Kost, die entwässert, entschlackt und mit der Sie auch Ihr Gewicht besser halten können (siehe Seite 32 und 68).
- ☐ **Eine Ferien-Fastenwoche im Jahr.** Zeit, in der Sie abnehmen, gründlich entschlacken und den Darm sanieren. Eine gute Chance, auch geistig-seelisch wieder ins Lot zu kommen.

Bewegung

Warum Bewegung?

Von unseren steinzeitlichen Vorfahren haben wir ein leistungsfähiges Herz-Kreislauf-System und einen hoch entwickelten Bewegungsapparat geerbt, nutzen beides aber viel zu wenig. Während jene ausschließlich zu Fuß unterwegs waren, bewegen wir uns fast nur noch auf Rädern fort. Die Folgen sind: Herz-Kreislauf-Erkrankungen, Stoffwechselerkrankungen, Rücken- und Gelenkprobleme.

Wie bringen wir Bewegung in unser Leben? Da scheinbar keine Notwendigkeit besteht, zu Fuß zu gehen und auch die Lust auf Bewegung erst im Laufe der Zeit kommt, müssen wir uns Bewegung selbst verordnen – unserer Gesundheit zuliebe. Das Wie ist jedem selbst überlassen. Hauptsache, es macht Spaß und schadet nicht. Ob schlank oder übergewichtig, gut in Form oder untrainiert: Für jeden gibt es das passende Bewegungstraining. Schlecht beraten ist allerdings, wer mit Übergewicht und untrainiert zu »Joggen« beginnt, nur weil es gerade so populär ist. Er wird – wie die Erfahrung zeigt – bereits nach kurzer Zeit mit Schmerzen im Rücken und in den Gelenken aufgeben müssen.

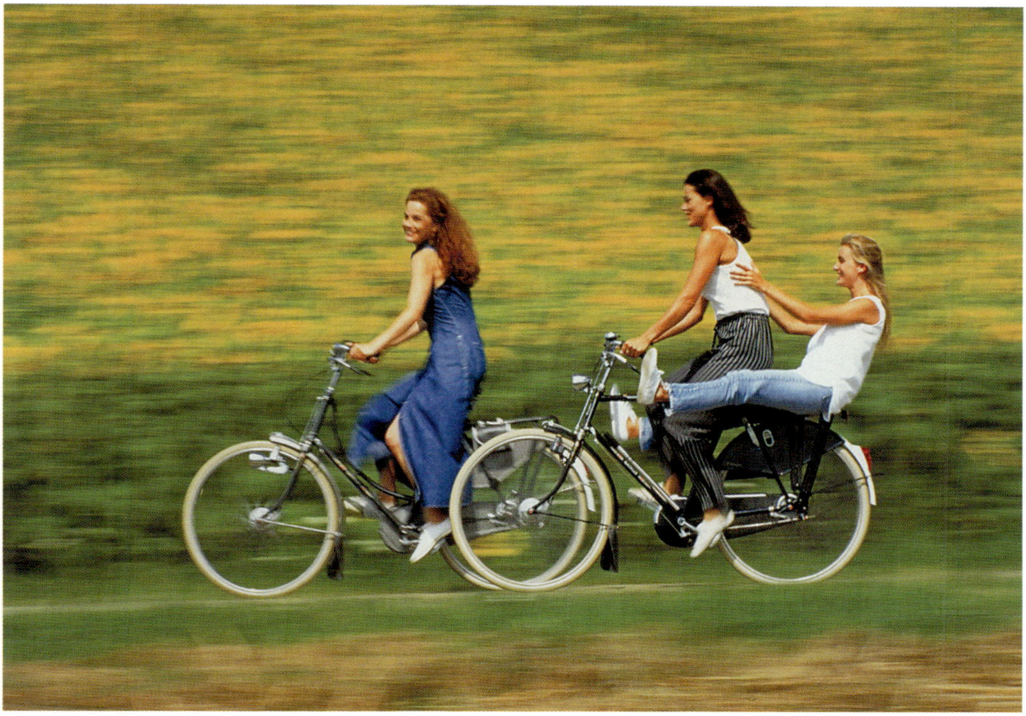

Laufen, Rad fahren, wandern. Machen Sie, was Ihnen Spaß macht.

Was bewirkt Bewegungstraining?

Regelmäßig durchgeführt und individuell abgestimmt, führt es zu einer ökonomischeren Herzarbeit und damit zu einem Leistungszuwachs des Herzens. Wenn wir uns bewegen, setzen wir Reize: Nach dem »Arndt-Schultz´schen Gesetz der funktionellen Anpassung« fachen schwache Reize die Lebenskräfte an, starke Reize bauen sie aus und zu starke schädigen sie.

Der Untrainierte sollte deshalb mit kleinen Trainingseinheiten beginnen und diese kontinuierlich steigern. Nach 2 bis 3 Wochen regelmäßigen Trainings ist seine Leistungsfähigkeit bereits so gut, dass er, ohne sich zu schaden, an seine Belastungsobergrenze herangehen kann.

Richtig dosiertes Herz-Kreislauf-Training, regelmäßig durchgeführt, bringt folgende positive Veränderungen:

- Die Sauerstoffversorgung des Organismus wird deutlich gesteigert.
- Die Herzleistung verbessert sich und damit auch die Durchblutung des Körpers und seiner Organe.
- Die Fettverbrennung kommt in Gang – wir nehmen ab.
- Stoffwechselstörungen bessern sich oder verschwinden.
- Wir schwitzen und scheiden dabei Schlacken- und Giftstoffe aus.
- Bewegungstraining hilft beim Stressabbau und führt zu einem besseren Körpergefühl.

Sportart	Trainingsgelände	Gerät, Kleidung
Hometrainer	Wohnung, Balkon oder Terrasse	Hometrainer, leichte Bekleidung
Schilanglauf, Schiwandern	Gespurte Loipe oder verschneite Felder und Wiesen	Langlaufschier, -stöcke, -schuhe, warme Sportkleidung
Schwimmen	Meer, See, Schwimmbad, Hallenbad	Badehose, Badeanzug, Schwimmbrille
Tanzen	Zuhause oder in der Tanzschule	CD-Player, Radio
Laufen (Joggen)	Verkehrsarme Straßen, Güterwege, Waldwege	Laufschuhe, Sportkleidung, Pulsmesser
Schnelles Gehen (Walking)	Wanderwege, Güterwege, Waldwege	Sportschuhe, Sportkleidung, Regenschutz, Wanderschuhe, Wanderkleidung
Gehen mit Stöcken (Nordic Walking)	Wanderwege, Waldwege und freies Gelände	Sportschuhe, Sportkleidung, Regenschutz, Teleskop-Stöcke, Pulsmesser
Bergwandern	Wanderwege im Mittelgebirge, alpine Wanderwege	Bergschuhe, wetterfeste Bekleidung, Bergstöcke
Radfahren	Verkehrsarme Straßen und Radwege, Mountainbike-Strecken	Radkleidung und Helm, Rennrad, Mountainbike, Tourenrad

Energie-Bilanz

Kalorienverbrauch bei 30 Min. Tätigkeit	kcal	Kaloriengehalt von Lebensmitteln
Stehen	**18**	2 Gummibärchen
Bügeln	**68**	2 Scheiben Knäckebrot
Staubsaugen	**96**	2 Kugeln Eis
Gehen (4 km/h)	**102**	200 g Jogurt
Schwimmen	**136**	1/2 Liter Magermilch
Tennis	**178**	2 Eier
Gymnastik	**200**	2 Bananen
Radfahren (25 km/h)	**292**	1 Liter Bier
Wandern (mit Steigung)	**372**	1 Liter Cola
Laufen / Jogging	**436**	2 Leberkäse-Semmeln
Schilanglauf (Tempo)	**586**	1 Tafel Schokolade

Bewegung richtig dosiert

Ein positiver Trainingseffekt ist zu erreichen, wenn Sie mindestens 3-mal die Woche (besser jeden zweiten Tag) eine halbe Stunde laufen, gehen, Rad fahren etc. Der oft gehörte Einwand: »Unter der Woche habe ich keine Zeit, ich mach's am Wochenende, dafür 3 Stunden lang«, ist gut gemeint, aber leider falsch! Positive Trainingseffekte entstehen durch regelmäßige und individuell dosierte Einheiten und nicht durch seltene Kraftakte, die nur überfordern.

Pulsmessen und Übungseinheit

So stellen Sie fest, welche Pulsfrequenz als Leistungsobergrenze für Sie richtig ist: Die Formel dafür lautet: 180 minus Lebensalter.

3 Beispiele für die Pulsobergrenze:

Für einen 40-Jährigen:
180 – 40 = 140 Pulsobergrenze

Für einen 50-Jährigen:
180 – 50 = 130 Pulsobergrenze

Für einen 60-Jährigen:
180 – 60 = 120 Pulsobergrenze

In den ersten Trainingswochen genügt es, wenn Sie 60 – 80 % dieser Pulsfrequenz erreichen.

Und so sollte eine Übungseinheit aussehen: 10 Minuten langsam laufen/gehen (aufwärmen); 10 Minuten Bewegung mit Puls im oberen Bereich; 10 Minuten auslaufen (mit Dehnen und Muskelkräftigen).

Anmerkung: Als Anfänger können Sie auch ein Puls-Messgerät benutzen, das ständig Ihre Pulsfrequenz anzeigt.

Muskeln und Gelenke

Bewegung soll Spaß machen und Lust auf mehr. Das ist mit schlaffen und verkürzten Muskeln kaum zu erreichen. Also müssen die kurzen Muskeln gedehnt, die schlaffen gekräftigt und die Gelenke beweglicher gemacht werden.

Der Sportmediziner Dr. Eduard Lanz aus Graz hat dazu das D-K-B-System entwickelt mit einfachen Übungen fürs Dehnen, Kräftigen und Bewegen (siehe Buchhinweis S 90). Wer nach dem Bewegungstraining 10 Minuten Dehn- und Kräftigungsübungen macht, kann sicher sein, vor Verletzungen im Muskelbereich weitgehend verschont zu bleiben. *Anmerkung:* Die meisten Rücken- und Kniebeschwerden sind übrigens Spätfolgen aus Schiefstellungen durch schlaffe und verkürzte Muskeln.

Die Sache mit der Fettverbrennung. Wer trainiert um abzunehmen, muss sich etwas gedulden, bis die Fettpolster zu schmelzen beginnen – nämlich 2 bis 3 Monate. Schneller geht es, wenn Sie fasten und sich bewegen: Da fängt der Fettabbau bereits nach 2 bis 3 Tagen an.

Warum ist das so? Beim Untrainierten fehlen zunächst die für die Fettverbrennung nötigen Enzyme. Bereits nach einigen Wochen regelmäßigen Trainings beginnt sich die Biochemie des Körpers langsam zu verändern und nach 2 bis 3 Monaten werden in einer Stunde Bewegung im aeroben Bereich 50 g Fett abgebaut (was fast 500 Kalorien entspricht). Das Besondere dieser neuen Stoffwechsellage ist, dass auch nach dem Trainieren Fett weiter verbrannt wird, was bedeutet, dass Sie auch im Schlaf abnehmen.

5 Tipps für Training, das fit hält und Spaß macht

- ☐ **Die richtige Trainingsmethode wählen.** Ob schlank oder übergewichtig, ob jung oder älter – für jeden gibt es das passende Bewegungstraining. (siehe auch Seite 72). Es muss nur Ihrem Fitness-Stand angemessen sein und Spaß machen.
- ☐ **Kein Leistungssport für Untrainierte.** Training in einer Gruppe ist mit einem gewissen Leistungsdruck und mit Stress verbunden (z. B. Aerobic). Trainieren Sie deshalb anfangs lieber allein oder mit einem Partner, der etwa gleich leistungsstark ist.
- ☐ **Einmal wöchentlich genügt nicht.** Machen Sie es von Anfang an richtig: 3-mal in der Woche (oder jeden zweiten Tag) eine dosierte Trainingseinheit von 30 Minuten. Kraftakte nur 1-mal am Wochenende haben negative Wirkungen.
- ☐ **Muskeln dehnen und kräftigen.** Damit Sie vor Verletzungen verschont bleiben und weiter Spaß an der Bewegung haben. Nach jeder Trainingseinheit aber auch nach Wanderungen und Spaziergängen.
- ☐ **Auch Schlechtwetter hat seinen Reiz.** Setzen Sie sich dem Training auch bei schlechtem Wetter aus. Regen, Wind und Kälte sind Klimareize, die Ihre Gefäße trainieren und die Hautdurchblutung fördern. Wetterfeste Sportkleidung gehört dazu.

Entspannung

Leben mit Stress

Wir leben in einer Wohlstands- und Leistungsgesellschaft. Es geht uns wirtschaftlich gut, wir können uns (fast) alles leisten. Wohlstand hat allerdings seinen Preis: Zu viel Arbeit, ständiger Leistungsdruck, Zeitdruck und psychische Anspannung bringen uns aus dem Gleichgewicht. Was fehlt, ist der Gegenpol zur Anspannung – die Entspannung.

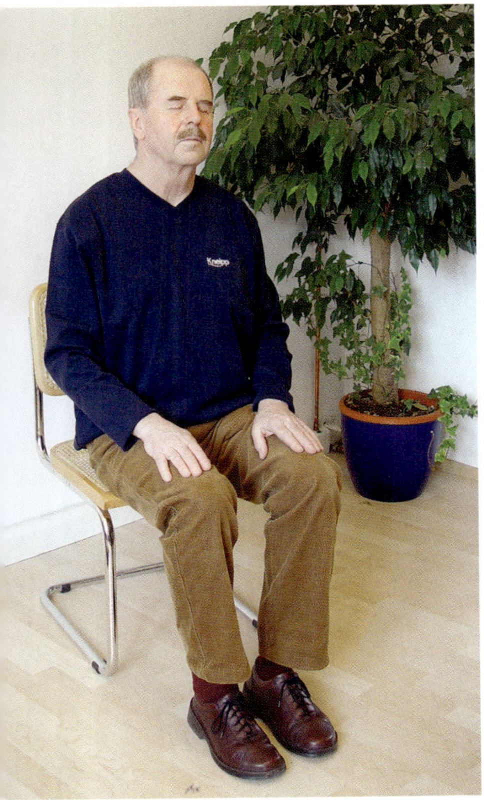

Stressabbau durch konzentrative Entspannung.

So ist es dann nur eine Frage der Zeit, bis die ersten körperlichen und seelischen Symptome auftauchen, von der Schulmedizin unter der Bezeichnung »Stress-Phänomene« zusammengefasst. Sie reichen von Schlafstörungen, über Herzrasen, Bluthochdruck bis zu Muskelverspannungen, Potenzproblemen und Hörsturz mit Tinnitus.

Dabei war Stress für die Menschen einmal lebenswichtig: als notwendige Reaktion des Organismus, in einer drohenden Gefahr ungewöhnliche Kräfte freisetzen zu können (»Kampf- und Fluchtreaktion«).

Unser Leben hat sich seither zwar sehr verändert, aber immer noch reagiert unser Körper bei starker Erregung mit einem *Adrenalinstoß.* Er kann zwischen wirklicher Gefahr und emotionaler Reaktion nicht unterscheiden. Während der Steinzeitmensch die angefallenen Stresshormone auf der Flucht oder bei der Jagd nach Nahrung verbrauchen konnte, verbleiben sie bei uns im Körper und machen uns mit der Zeit krank.

Ob in einer Schrecksituation beim Autofahren, nach einem Krach mit dem Chef oder beim Krimi vor dem Fernseher – äußerlich bleiben wir ruhig, innerlich aber sind wir aufgewühlt: Unser Puls rast, der Blutdruck steigt auf 180, die Muskeln sind angespannt. Richtig wäre es jetzt, sofort den Ort des Geschehens zu verlassen und eine halbe Stunde schnell zu gehen. Helfen würde auch, 30 Treppen hinauf und hinunter zu laufen oder 30-mal auf den Stuhl zu steigen.

Stress-Bewältigung

Ziel der Stressbewältigung im Alltag ist es, den vernachlässigten Gegenpol zu stärken und damit das Gleichgewicht von Spannung und Entspannung wiederherzustellen.

Mit *Entspannungsübungen* können Sie gefährliche Stressreaktionen unterbrechen, Stress unter Kontrolle bringen und eine Steigerung Ihrer körperlich-seelischen Leistungsfähigkeit erreichen. Erfolgreiche Wirtschaftsunternehmen in den USA stellen ihren Mitarbeitern Räume für die Mittagsruhe zur Verfügung – nicht weil sie so menschenfreundlich sind, sondern weil sie aus wissenschaftlichen Studien gelernt haben, dass sich durch Entspannungsübungen die Leistungsfähigkeit der Mitarbeiter am Nachmittag deutlich verbessert.

Höchstleistungen im Wechsel mit Entspannungsphasen.

Auch im Sport hat man längst erkannt, dass Top-Leistungen nur aus einer Entspannungsphase heraus zu erzielen sind. Pausen zwischen den Wettkämpfen werden genutzt, um abzuschalten und aus der Entspannung heraus neue Höchstleistungen zu erzielen.

Eines sei hier klargestellt: Stress mit Alkohol bekämpfen zu wollen, führt in die Sackgasse. Die anfangs entspannende Wirkung des Alkohols bringt keine echte Erholung, sondern führt nur zu einer Verschlechterung des Allgemeinzustandes. Und zum Stress kommt noch das Alkoholproblem hinzu.

Gelassener werden

Beruflicher Stress lässt sich kaum vermeiden, wir können aber lernen, besser damit umzugehen. Im privaten Bereich gibt es schon eher Möglichkeiten, Stress zu vermeiden. Wer sich zum Beispiel aufregt, weil ein ungeduldiger Autofahrer hinter ihm blinkt, macht sich Stress. Wer sich immer wieder ärgert, wenn der Hund des Nachbarn bellt, macht sich Dauerstress – Marke hausgemacht. Solchen immer wiederkehrenden Situationen unseres Alltags mit mehr Gelassenheit zu begegnen, ist eine Chance, Stress zu reduzieren. Gelassenheit meint »es lassen« oder »etwas loslassen«. Wissenschaftler sprechen von einer *»Indifferenzhaltung«* und empfehlen, mit »formelhaften Leitsätzen« zu arbeiten. Wer zum Beispiel an Schlafstörungen leidet und sich schlaflos im Bett wälzend immer nur an den Schlaf denkt, verlängert seine Schlaflosigkeit. Die Formel für eine Indifferenzhaltung in dieser Situation lautet: »Schlaf gleichgültig – Ruhe wichtig«.

Konzentrative Selbstentspannung

Entspannung kann jeder lernen, Voraussetzung ist nur Eigeninitiative. Dem Interessierten steht eine Vielzahl von Entspannungsmethoden zur Verfügung, aus denen er die für ihn passende auswählen kann. Am besten bewährt hat sich in der Praxis der täglichen Stressbewältigung das *»Autogene Training«*, und zwar die vereinfachte Form, eingeführt vom ehemaligen Direktor der Universitätsklinik für Psychotherapie in Mainz, Prof. Dr.

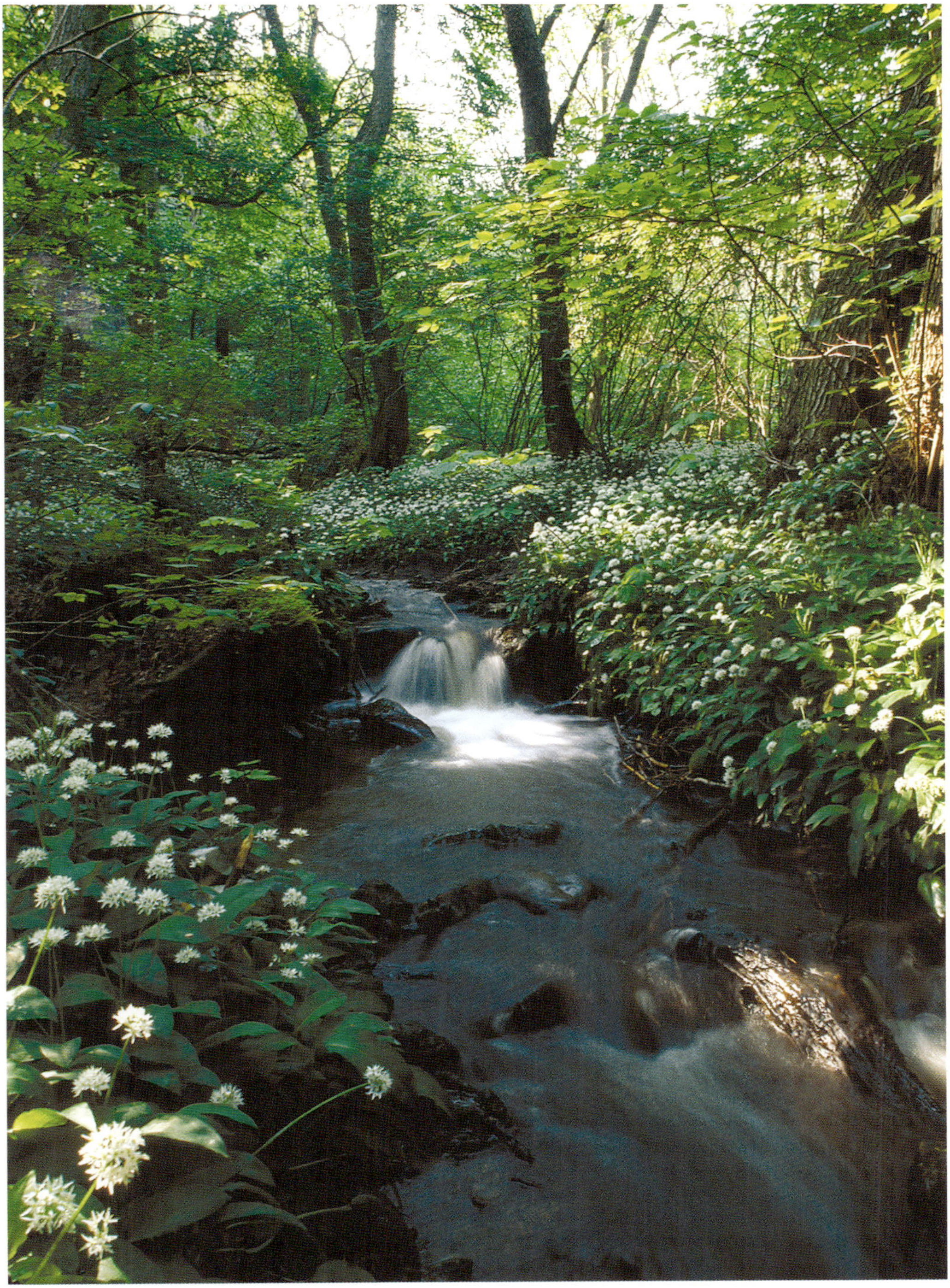

Eintauchen in die Natur – in der Realität oder als Bilderreise.

med. Dietrich Langen. Wer die Grundübungen des AT lernt und eine gewisse Zeit einübt, kann innerhalb von wenigen Minuten abschalten und zur Ruhe kommen. Das klingt fast unglaublich, ist aber physio-biologisch erklärbar: Die vier Übungen »Ruhe – Schwere – Wärme – Atem« beeinflussen Vorgänge im vegetativen Nervensystem, welche normalerweise unserem Willen entzogen sind.

Abschalten, Ruhe finden und Kraft tanken für den Alltag.

- Sie wirken auf das *Gefäßsystem* und erzeugen in uns ein Wärmegefühl, dem ein messbarer Anstieg der Körpertemperatur folgt.
- Sie entspannen die *Muskeln,* was wir als Schweregefühl erleben. Die ebenfalls messbare Veränderung des Muskeltonus teilt sich auch den Nervenbahnen im Gehirn mit.

Als Folge dieser Vorgänge sinkt der Blutdruck, die Atmung verlangsamt sich, die Reize der Außenwelt werden verdrängt. Der gesamte Entspannungsprozess führt uns in einen Zustand, der dem des Einschlafens ähnlich ist.

Die konzentrative Körperreise. Mit Hilfe von Ruhe- und Atemübungen kommen wir in eine leichte Versenkung, in der wir dann in Gedanken über den gesamten Körper wandern und dabei jeden einzelnen Körperteil – von den Zehen bis zum Kopf »ansprechen«. Auch diese Methode ist relativ leicht zu erlernen und Anfängern zu empfehlen.

Geführte Bilderreisen. Eine Stimme und Meditationsmusik führen uns auf eine Phantasiereise: Wir tauchen in Bilder ein, die wir selbst vor unserem geistigen Auge entstehen lassen und vergessen dabei alles, was uns belastet hat. In den so geschaffenen »inneren Landschaften« mit Wiesen, Wald, Meer und Strand, Bach und Fluss können wir uns entspannen und Erholung finden. Für die geführte Bilderreise bedarf es keiner besonderen Vorkenntnisse. CDs zum Thema gibt es in großer Auswahl.

Fernöstliche Entspannungsmethoden. *Yoga, Tai-Chi* und *Qigong,* um nur drei der bekanntesten zu nennen, sind Übungen zur Körperkonzentration verbunden mit Bewegungsübungen, die zu Entspannung und innerer Ruhe führen. Wer sich dafür interessiert, findet in Instituten und an der VHS Kursangebote für Anfänger und Fortgeschrittene.

Richtig atmen lernen. In allen Entspannungsmethoden ist gute Atemtechnik ein wichtiger Faktor. Gelernt wird nach dem Prinzip: Atmen durch Übung bewusst machen, richtiges Atmen einüben, um es dann wieder ins Unbewusste versinken zu lassen. Durch die neue Atemtechnik (mit Zwerchfellatmung) erhöht sich das Atemvolumen, wodurch der Sauerstoffanteil im Blut steigt und die Herzarbeit verbessert wird. Gleichzeitig bekommt die Seele einen »langen Atem«, die Lebensenergie kann wieder frei fließen. Bücher zu den Themen siehe Seite 90.

Meditation als »der Weg zum Selbst« stellt für den Anfänger eine sehr hohe Anforderung dar. Ihm fehlt als Grundlage dazu meist die Lebensphilosophie, vielleicht auch der religiöse Hintergrund.

Ziel von Meditation ist das Erreichen eines Bewusstseinszustandes, in dem der Meditierende frei von Gedanken werden soll. Wie schwierig das ist, können Sie selbst ermessen, wenn Sie versuchen, ein Vaterunser zu beten, ohne ein einziges Mal gedanklich vom Inhalt dieses Gebetes abzuschweifen.

Nehmen Sie sich Zeit

Einen Ausgleich zwischen Anspannung und Entspannung erreichen Sie auch, indem Sie sich Zeit nehmen; Zeit zum Nichtstun, zum Spielen, Zeit für Ihre ganz persönlichen Bedürfnisse.

Niklaus Brantschen, Jesuit und Zen-Lehrer, schreibt in seinem Buch »Erfüllter Augenblick« darüber: »Wir sind vom Fluch des Jahrhunderts, von der Eile getroffen: Der Wecker rasselt, das Frühstück kann warten, der Bus wartet nicht. Die Termine häufen sich, der Kalender ist voll – und wir sind stolz darauf. Innehalten, Zeit haben und Zeit finden? Jetzt nicht, später, später, wenn diese Arbeit abgeschlossen ist, später, wenn die Kinder groß sind, später, wenn ich pensioniert bin, später... Zeit scheint das Privileg der Alten zu sein und der Kinder: der Kinder, die noch keine Uhr haben, der Alten, die keine mehr brauchen. Wir haben keine Zeit – und so vergessen wir die einzige Zeit, die uns gehört, die Gegenwart. Wir leben nicht im Hier und Jetzt, sondern im Dort und Dann. Wir leben sozusagen provisorisch. Nie halten wir uns an die Gegenwart. Wir nehmen die Zukunft vorweg, als käme sie zu langsam, oder wir erinnern uns der Vergangenheit, um sie aufzuhalten da sie zu rasch entschwindet.«

5 Tipps zur Stressbewältigung

- ☐ **Indifferenzhaltung einüben.** Sich nicht wegen Kleinigkeiten aufregen, die sich nicht ändern lassen. Besser kurz Dampf ablassen, durchatmen, dann loslassen und abschalten.

- ☐ **Stress-Reaktionen abmildern.** Nach starken Stress-Erlebnissen den Ort des Geschehens verlassen und 10 Minuten laufen oder eine halbe Stunde schnell gehen. Die beste Möglichkeit, Adrenalin abzubauen.

- ☐ **Stress-Abbau durch dosierte Bewegung.** Wer nach einem anstrengenden und stressreichen Arbeitstag seine Sportschuhe schnürt, kann laufend, gehend oder Rad fahrend Aggressionen abbauen und sich dabei entspannen. Auch Schwimmen, Rudern oder Tennis helfen beim Entspannen und trainieren gleichzeitig Herz und Kreislauf.

- ☐ **Licht und Luft tanken.** Gut ins Lot kommt wieder, wer nach Büroluft und Berufsstress noch eine Stunde im Garten arbeitet oder spazieren geht und sich dabei Licht, Luft und auch Kältereizen aussetzt. Wetterfeste Kleidung und Schuhe machen Regenspaziergänge zum Vergnügen.

- ☐ **Ein Gläschen zur Entspannung?** Ein Glas Bier oder Wein zum Essen darf sein. Nur Stress mit Alkohol bekämpfen zu wollen, führt in eine Sackgasse. Die anfangs entspannende Wirkung hält nicht lange an, bringt keine echte Erholung, dafür aber ein Alkohol-Problem.

Fasten für Gesunde
(Eine Wortmeldung)

Es war im Frühsommer 1975, als ich als leitender Redakteur eines Münchner Verlages Dr. Hellmut Lützner den Vorschlag machte, ein Fastenbuch zu schreiben, nach dessen Anleitung jeder Gesunde selbständig fasten kann. Fast zur gleichen Zeit wurde das Bayrische Fernsehen bei Dr. Lützner vorstellig. Es plante eine Sendereihe mit dem Titel »Die Fastenwoche für Gesunde« und bat ihn, die Rolle des begleitenden Fastenarztes zu übernehmen.

Eine Gesundheitsbewegung, die immer neue Anhänger findet.

Diese Angebote trafen den damaligen ärztlichen Leiter der Kurpark-Fastenklinik in Überlingen völlig unvorbereitet und stellten ihn vor schier unlösbare Probleme. Das erste war der knappe Zeitrahmen: Die erste Sendung sollte Anfang März 1976 ausgestrahlt werden, der geplante Fasten-Ratgeber musste als Begleitbuch bereits vor diesem Termin auf dem Markt sein. Das noch größere Problem aber lag in der Sache selbst. Wohl gab es bereits damals jahrzehntelange Erfahrungen beim klinischen Heilfasten unter ärztlicher Aufsicht, aber keine über selbständiges Fasten nach einem Buch. Dr. Lützner hatte erlebt, dass Mitarbeiter(innen) der Klinik im Urlaub und während der Arbeit auf eigene Faust erfolgreich fasteten. Wie aber würde es medizinischen Laien beim Fasten ergehen? Welche Schäden konnten auftreten, wenn ihnen dabei gravierende Fehler unterliefen? Gab es nicht schon genug Ärzte-Kolleg(inn)en, die das selbständige Fasten für Gesunde als gesundheitsgefährdend ansahen? Und hatte nicht auch Dr. Buchinger, der Pionier des klinischen Heilfastens davor gewarnt? (Zitat: »Ambulantes Heilfasten ist mit einem zu großen Risiko verbunden und bleibt ein Experiment, dessen Misslingen nur geeignet ist, die »via regio«, die königliche Kur, in Misskredit zu bringen«.)

Dr. Lützner stand vor einer schwierigen Entscheidung. Als erfahrener Naturmediziner und Fastenarzt wusste er, dass jeder Mensch die Fähigkeit besitzt, eine bestimmte Zeit ohne feste Nahrung auszukommen. Und er begrüßte die Chance, die segensreiche Wirkung des Fastens nun auch Menschen zugänglich zu machen, die sich keinen teuren Kuraufenthalt in einer Fastenklinik leisten konnten. Gleichzeitig aber sah er die Risken des Unternehmens und wusste, was er zu erwarten hatte, sollte das Experiment misslingen. Eines Morgens rief Dr. Lützner im Verlag an und teilte mir mit, dass er sich entschlossen habe, das Fastenbuch zu schreiben und bei der Fernsehserie mitzumachen. Gemeinsam entwickelten wir das Konzept für ein »Selbständiges Fasten für Gesunde«: mit Fastenregeln, Tagesplänen und Anleitungen für die

Aufbautage. Der Fasten-Ratgeber wurde schließlich rechtzeitig fertig (in Nachtschichten des Autors und mit Hilfe der engagierten Mitarbeiter des Verlages). Auch die TV-Serie konnte programmgemäß starten.

Das Unternehmen »Fasten für Gesunde« gelang. Das Fastenbuch wurde ein Riesenerfolg, ein »Long- und Bestseller«, der in 14 europäische Sprachen übersetzt und in Blindenschrift übertragen wurde. Die Fernsehserie gab die Initialzündung für eine Fastenbewegung, die bis heute anhält und immer wieder neue Anhänger findet.

Es folgte die Gründung der dfa (Deutsche Fastenakademie), in der Fastenleiter(innen) ausgebildet werden. Sie sind befähigt, Menschen in Gruppen durchs Fasten zu führen und dabei in Gesundheitsfragen weiterzubilden. Dr. Hellmut Lützner und seine Frau Christa Lützner übernahmen die Aufgabe, im Rahmen der jährlichen Ärztetage für Naturheilverfahren in Freudenstadt (Schwarzwald), Fastenärzt(innen)e auszubilden und in die Praxis des Fastens für Gesunde einzuweihen.

Heute, nach fast 30 Jahren, ist es selbstverständlich, dass man als Gesunder nach einem Buch selbständig fasten kann. Auch einstige Kritiker unter den Mediziner-Kolleg(inn)en empfehlen diese Form des Fastens – allerdings meist ohne den zu nennen, der sie begründet und auf den Weg gebracht hatte.

Als Lützner-Schüler der ersten Stunde und Zeit-Zeuge, der die Entstehung des »Fastens für Gesunde« miterlebt hat, möchte ich hier das Lebenswerk von Dr. med. Hellmut Lützner würdigen und ins rechte Licht setzen.

Es ist dem Mut dieses Arztes, seiner Weitsicht und seinem Urvertrauen in die natürlichen Fähigkeiten des Menschen zu verdanken, dass heute jeder gesundheitsbewusste Bürger diese ganzheitlich wirkende Fastenmethode für sich nützen kann. Zum Null-Tarif und ohne Angst vor schädigenden Nebenwirkungen.

Hans Scherz

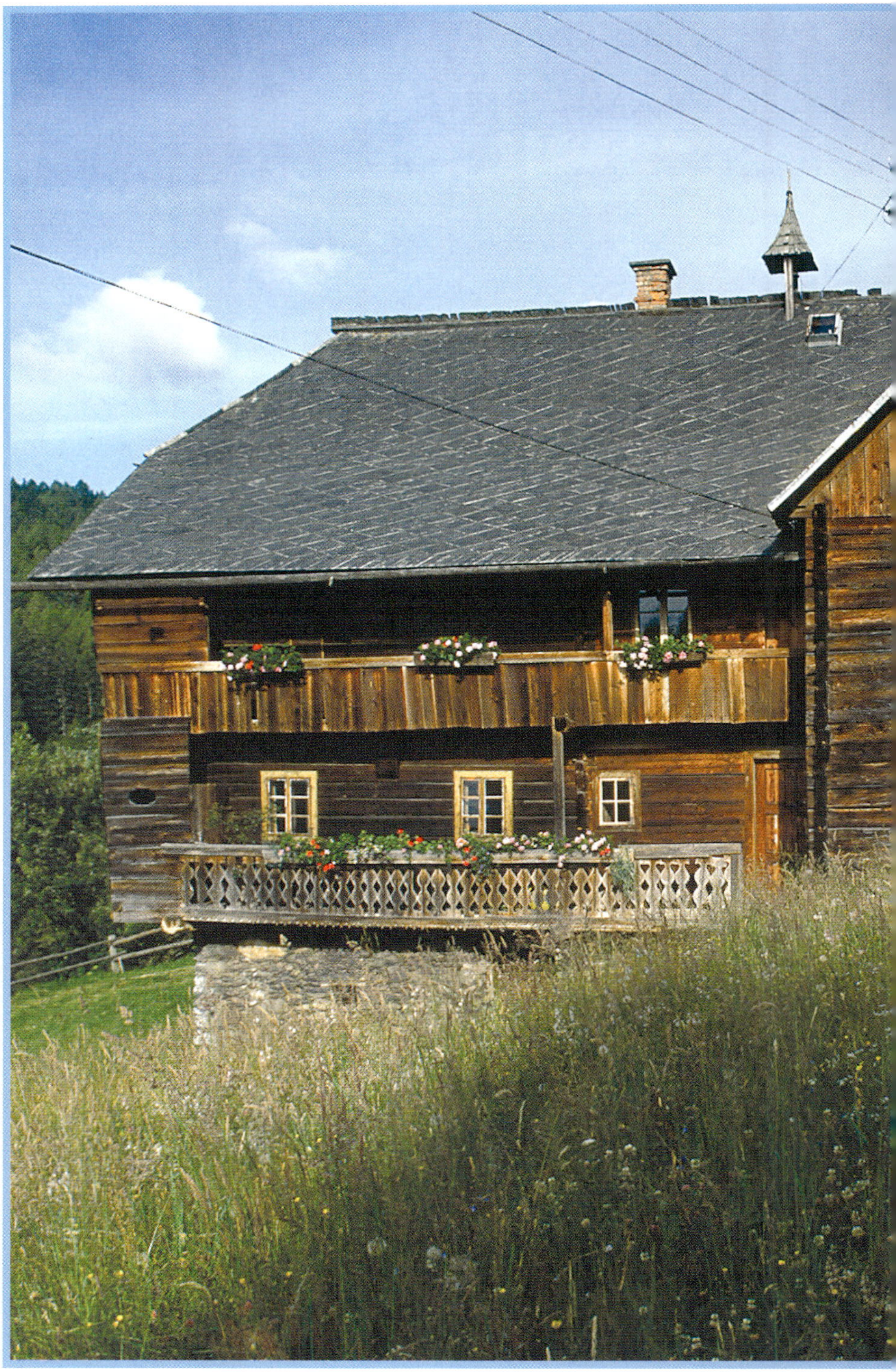

Naturnahe Fastenferien am Bauernhof.

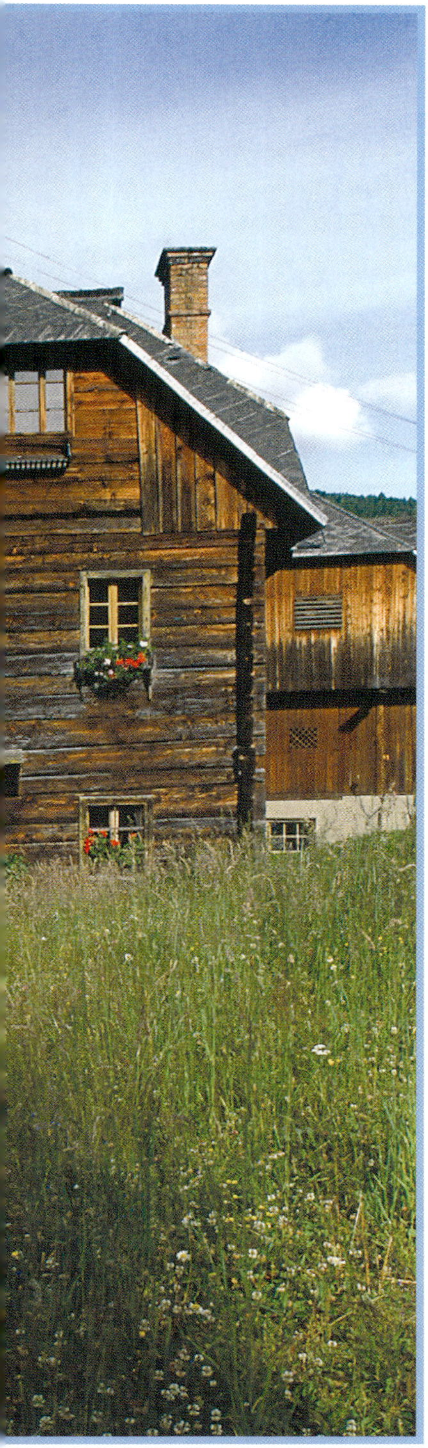

Vierter Teil

Gesucht & gefunden

Adressen, die weiterhelfen: Wenn Sie von dfa-Fastenleitern geführte Fastenferien buchen möchten. Und Kontaktadressen, die Ihnen Fastenärzte oder eine Fastenklinik vermitteln.

Bücher, die weiterhelfen: Zu den Themen Fasten und Ausscheidung, Vollwert-Ernährung, Bewegung, Entspannung, Kneippen u. a.

Stichwort-Verzeichnis: Hier nachschlagen, wenn Sie etwas Bestimmtes nachlesen möchten.

Klinisches Heilfasten

Selbständig fasten dürfen nur Menschen, die gesund sind und keine Medikamente einnehmen müssen (siehe Seite 4).

Heilfasten ist ein altes klassisches Naturheilverfahren, das in Fastenkliniken durchgeführt wird. Der Kuraufenthalt kann 3 bis 6 Wochen dauern, vor allem Patienten mit Adipositas (Fettsucht) und Stoffwechselerkrankungen müssen mit einer längeren Behandlungsdauer rechnen.

Besondere Erfolge wurden bei ernährungsabhängigen Stoffwechselerkrankungen (die oft gebündelt auftreten) erzielt, bei chronischen Erkrankungen und bei Erkrankungen des Bewegungsapparates. Heilfasten ist aber auch zu empfehlen zum Abbau von Risikofaktoren, die zu Herzinfarkt und Schlaganfall führen können.

Damit der Heilerfolg anhaltend ist, wird der Patient während seines Kuraufenthaltes über seine gesundheitsgefährdenden Probleme aufgeklärt und diätetisch geschult. So lernt er, krankmachende Lebensgewohnheiten abzubauen und vollwertige Ernährung im Alltag als »Heilkost« einzusetzen.

Aus der Kurpark-Fastenklinik Überlingen (ehemaliger Leiter Dr. med. Hellmut Lützner) liegt eine Langzeitstudie vor, die unter anderem belegt, dass durch Heilfasten auch als unheilbar diagnostizierte Erkrankungen geheilt oder zum Stillstand gebracht werden können. Dazu gehören: chronischer Kopfschmerz (Migräne), Polyarthritis, Bechterew und Morbus Cron im Frühstadium, Rheumaerkrankungen und Gicht.

Ein Pionier des klinischen Heilfastens, Dr. Otto Buchinger, war während des 1. Weltkrieges an schwerem Gelenkrheuma erkrankt, das er durch mehrmaliges längeres Fasten ausheilen konnte. In den Buchinger-Fastenkliniken, die heute von seinen Nachfolgern geleitet werden, gehört Heilfasten als Therapie bei vielen Krankheiten zum Angebot, aber auch präventives Heilfasten mit »Schulung zur Lebensstiländerung«.

Wer darf nicht klinisch fasten

Wer nicht selbständig fasten darf, wurde bereits auf Seite 13 aufgelistet. Beim klinischen Heilfasten gibt es folgende Gegenanzeigen:

- ☐ Schwere Depressionen
- ☐ Psychosen (Wahnvorstellungen, Schizophrenie)
- ☐ Schwangerschaft und Stillzeit
- ☐ Patienten mit auszehrenden Krankheiten (Krebs, Tuberkulose)
- ☐ Menschen mit Magersucht
- ☐ Rekonvaleszenten nach schweren Erkrankungen und Operationen

Kosten eines Kuraufenthaltes

Die Kosten einer Fastenkur trägt der Patient zunächst selbst. Sie sind zwar wesentlich geringer als die eines Krankenhausaufenthaltes, dennoch übernehmen nur wenige Länderkassen einen Teil der Kosten. Am ehesten dann, wenn eine Krankheit vorliegt, die erwiesenermaßen durch ein Heilfasten erfolgreich behandelt werden kann (zum Beispiel Stoffwechselerkrankungen).

Adressen, die weiterhelfen

dfa Deutsche Fastenakademie e. V.

Dr. Hilmar Burggrabe (1. Vorsitzender)
Teichstraße 14 a, D-37345 Holungen
Fax: (03 60 77) 9 26 68
E-Mail: dr.burggrabe@web.de

Dr. med. Hellmut Lützner (Ehrenvorsitzender)
Medizinische Beratung
Mühlenweg 22
D-88633 Steigen / Heiligenberg
Tel. und Fax (0 75 54) 92 69
E-Mail: Hellmut.Luetzner@t-online.de

Dr. med. Günther Gunzelmann
Medizinische Beratung
Oberhorgen 4
D-88353 Kissleg
Tel. (0 75 24) 99 01 05 (Klinik)
E-Mail: drggunzelmann@aol.com

Vermittelt Adressen für Ferien-Fastenwochen (»Grüne Liste« anfordern) und organisiert die Ausbildung zum/zur dipl. Fastenleiter(in).

Info- und Anmeldungsstelle:
Müllersgasse 5, D-71364 Winnenden.
Tel. (0 71 95) 17 95 60, Fax: (0 71 95) 17 97 60
E-Mail: gronau.hermine@t-online.de

GGF Österr. Gesellschaft für Gesundheitsförderung

Büro Wien:
Webgasse 21/9, A-1060 Wien
Tel. + Fax: (01) 9 67 66 50
E-Mail: office@gesundheitsfoerderung.at

Vermittelt Adressen für Ferien-Fastenwochen in Österreich. Ausbildungskurse zum/zur Fasten- und Gesundheitstrainer(in).

Zentralverband der Ärzte für Naturheilverfahren e. V.

Geschäftsstelle:
Am Promenadenplatz 1
D-72250 Freudenstadt
Tel. (0 74 41) 9 18 58, Fax DW 22
E-Mail: ZAEN-Freudenstadt@t-online.de

Organisiert Kurse und Selbsterfahrungsseminare für Ärzte, die Fastende beraten wollen.
Vermittelt Adressen von Fastenärzten.

Fastenkliniken, die Heilfasten mit fachärztlicher Betreuung durchführen, vermittelt:

Ärztegesellschaft Heilfasten und Ernährung e. V.
Wilhelm-Beck-Straße 27
D-88662 Überlingen
Tel.: (0 75 51) 807-825
Fax: (0 75 51) 807-806
E-Mail: info@aerztegesellschaft-heilfasten.de

Naturheilkliniken, die Heilfasten-Therapien anbieten:

Klinik Buchinger am Bodensee
Dr. med. Christian Kuhn
Wilhelm-Beck-Straße 27
D-88662 Überlingen
Tel.: (0 75 51) 807-0
Fax: (0 75 51) 807-889
E-Mail: klinik@buchinger.com

Adressen, die weiterhelfen

Häuser in Österreich, die Heilfasten anbieten:

Seminar- und Fastenzentrum Kloster Pernegg (Waldviertel)
A-3753 Pernegg Nr. 1
Tel. (0 29 13) 61 40
Fax: (0 29 13) 61 43 00
E-Mail: kloster.pernegg@nextra.at

Fasten mit geistlicher Begleitung. Fasten und Wandern im Naturpark Thayatal. Fasten mit dem Abt von Geras.

Sporthotel Tyrol
Waldschützergasse 3
A-6365 Kirchberg
Tel. (0 55 57) 27 87
www.fasten.com

Möhsl´s Bio Gasthof
A-3663 Laimbach Nr. 7
Tel. (0 27 58) 50 05

Gesundheitshotel Klosterberg
Fam. Laister
A-3921 Langschlag Nr. 170
Tel. (0 28 14) 82 76

Kräuterdorf Irschen
Hotel Mandler
A-9773 Irschen
Tel. (0 47 10) 24 71

Panoramahotel Wagner
Hochstr. 267
A-2680 Semmering
Tel. (0 26 64) 25 12

Wolf´s Landhotel
Auf der Wiese 53
A-2640 Prigglitz
Tel. (0 26 62) 4 35 24

Gesundheitszentrum Rickatschwende
Bödelestraße
A-6850 Dornbirn
Tel. (0 55 72) 2 53 50

Hotel Pension Seethaler
Kirchdorf 77
A-6335 Thiersee
Tel. (0 53 76) 54 00, Fax DW 4

Vital-Zentrum Felbermayer
A-6793 Gaschurn/Montafon
Tel. (0 55 58) 86 17

Häuser in Deutschland, die Heilfasten anbieten:

Falkenstein-Klinik
PD Dr. Häntschel
Ostrauer Ring 35
D-01814 Bad Schandau-Ostrau

Sanitas Dr. Köhler-Parkkliniken
Fachklinik für Naturheilverfahren
D-08645 Bad Elster

Klinik für Physiotherapie
Berlin-Buch
Dr. Jürgen Rohde
Wiltbergstraße 50
D-13125 Berlin

Immanuel-Krankenhaus
Prof. Bühring/Dr. Stange
Königstraße 63
D-14109 Berlin

Krankenhaus Ochsenzoll
Dr. Helmut Brinkmann
Langenhorner Chaussee 560
D-22419 Hamburg

Klinik Dr. Otto Buchinger
Dr. Andreas Buchinger
Forstweg 39
D-31812 Bad Pyrmont

Habichtswaldklinik
Dr. Schmiedel
D-34131 Kassel-Wilhelmshöhe

Klinik am Warteberg
Dr. Rippel
D-37213 Witzenhausen

Kurhaus Dhonau
Dr. Axel Bolland
D-55566 Sobernheim

Felke-Kurhaus Menschel
Dr. Matthias Menschel
D-55566 Sobernheim/Meddersheim

GesundheitsCentrum Möhnesee
Schnappweg 2
D-59519 Möhnesee-Körbecke

Waerland Sanatorium
Haus Friedborn GmbH
D-79705 Bad Säckingen

Klinik für Naturheilverfahren
Dr. Ostermayer
Sanatoriumsplatz 2
D-81545 München

Sanatorium Dr. Trommsdorff
Hermann-Barth-Weg 6
D-82481 Mittenwald

Sporthotel Achental
Dr. Ursula Herzog
Mietenkamerstraße
D-83224 Grassau

Privatklinik Tannerhof
Dres. A. und M. v. Mengershausen
Tannerhofstraße 32
D-83735 Bayrischzell/Obb.

Krankenhaus für Ganzheitsmedizin
Abt. Naturheilkunde
D-84359 Simbach/Inn

Waldhausklinik Deuringen
Dr. Manz
D-86391 Stadtbergen

Klinik Buchinger
Dr. Christian H. Kuhn
D-88662 Überlingen

Kurpark-Klinik
Dr. G. Hölz
D-88662 Überlingen

Malteser-Klinik Dr. von Weckbecker
Dres. E. u. N. Lischka
D-97769 Bad Brückenau

Adressen, die weiterhelfen

Italien
Kurhaus Dr. Markus v. Guggenberg
Unterdrittelgasse 17
I-39047 Brixen/Südtirol
Tel.: (04 72) 83 55 25
Fax: (04 72) 83 40 14
www.guggenberg.it
E-Mail: info@von-guggenberg.it

Schweiz
»kneipp hof« Kurhotel
Kurhausstraße 34
CH-8374 Dussnang
Tel.: (0 71) 9 73 63 63
Fax: (0 71) 9 78 63 64
www.kneipphof.ch
E-Mail: info@kneipphof.ch

Österreichische Fastenärzte
vermittelt:
Dr. med. Gertrud Hasslacher-Zehentner
Auerspergstraße 2, A-5020 Salzburg
Tel. (0 6 62) 88 35 44-0
Fax: (0 62 46) 7 50 91
E-Mail: gertrud.hasslacher@aon.at

Deutsche Fastenärzte
vermittelt:
Zentralverband der Ärzte für Naturheilverfahren e. V.
Am Promenadenplatz 1
D-72250 Freudenstadt
Tel. (074 41) 9 18 58-0, Fax DW 22
E-Mail: ZAEN-Freudenstadt@t-online.de

Kneipp-Vereine Dachverbände

Österreichischer Kneippbund
Kunigundenweg 10
A-8700 Leoben
Tel. (0 38 42) 2 17 18
E-Mail: office@kneippbund.at

Kneippbund e. V. Deutschland
Adolf-Scholz-Allee 6 – 8
D-86825 Bad Wörishofen
Tel. (0 82 47) 30 02-0
E-Mail: kneippbund@t-online.de

Schweizer Kneippverband
Weissensteinstraße 35
CH-3007 Bern
Tel. (0 31) 3 72 45 43
E-Mail: info@kneipp.ch

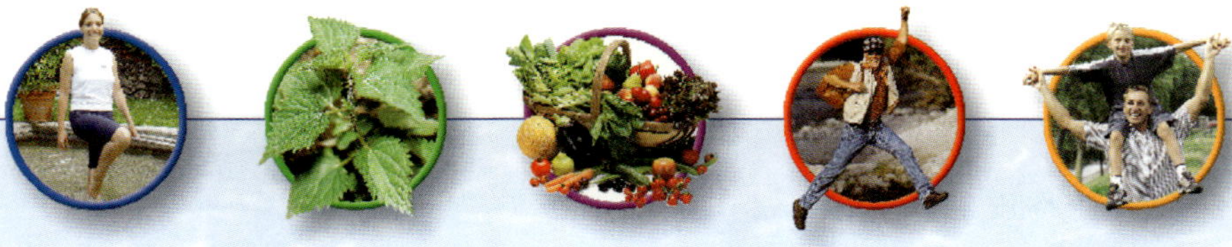

Bücher

zum Thema Fasten:

Dr. med. Hellmut Lützner: Wie neugeboren durch Fasten; Gräfe und Unzer Verlag.

Dr. med. Hellmut Lützner / Helmut Million: Richtig essen nach dem Fasten; Gräfe und Unzer Verlag.

Waltraud Bittner / Hans Scherz: Fasten für Österreicher;
GGF Österr. Gesellschaft für Gesundheitsförderung, Webgasse 21/9, A-1060 Wien.

Ulrike Bittner: Fasten für Genießer; Christian Brandstätter Verlag.

Otto Buchinger: Das Heilfasten; Hippokrates Verlag.

Dr. med. Francoise Wilhelmi de Toledo:
Buchinger-Heilfasten: ein Erlebnis für Körper und Geist; Trias Verlag.

Dr. med. Erich Rauch: Die Darmreinigung nach F. X. Mayr; Haug Verlag.

Dr. med. Ruediger Dahlke: Bewusst fasten; Urania Verlag.

Niklaus Brantschen: Fasten neu erleben; Herder Verlag.

zum Thema Ernährung:

Univ.-Doz. Mag. Dr. Ingrid Kiefer: Die Kalorien-Fibel I und II; Kneipp-Verlag.

Univ.-Doz. Mag. Dr. Ingrid Kiefer / Univ.-Prof. Dr. Anita Rieder / Univ.-Prof. Dr. Michael Kunze:
Die moderne Gemüseküche; Kneipp-Verlag.

Univ.-Doz. Mag. Dr. Ingrid Kiefer / Univ.-Prof. Dr. Anita Rieder /
Univ.-Prof. Dr. Michael Kunze / Peter Gradwohl: Die moderne Getreideküche; Kneipp-Verlag.

Univ.-Prof. Dr. Anita Rieder / Univ.-Prof. Mag. Dr. Ingrid Kiefer / Ingeborg Wipler:
Die moderne Harnsäure-Diät; Kneipp-Verlag.

Univ.-Doz. Mag. Dr. Ingrid Kiefer / Brigitte Charwat / Univ.-Prof. Dr. Michael Kunze:
77 einfache Fett-weg-Tipps; Kneipp-Verlag.

Ingrid Früchtel: Vollwert-Küche; Gräfe und Unzer Verlag.

Das große Buch vom Gemüse; Teubner Edition.

Helmut Million/Claus Leitzmann: Vollwertküche für Genießer; Bassermann Verlag.

Barbara Rias-Bücher: Vegetarische Küche; Südwest Verlag.

Barbara Temelie: Ernährung nach den 5 Elementen; Sulzberg.

Heide Rau: Küchenkräuter auf Balkon und Terrasse; Gräfe und Unzer Verlag.

Prof. Dr. med. Wolfgang Exel / Karin Rohrer: Wasser heilt; Kneipp-Verlag.

Dr. med. Barbara Hendel: Wasser & Salz. ina Verlag.

zum Thema Bewegung und Kneippen:

Prof. Mag. Bernd Milenkovics / Univ.-Prof. Dr. Michael Kunze / Univ.-Doz. Dr. Ingrid Kiefer / Prof. Hannelore Pilss-Samek / OMR Dr. Hans Krammer: Das Kneipp-Wohlfühlbuch; Kneipp-Verlag.

OMR Dr. Hans Krammer: Mit Kneipp vorbeugen, lindern, heilen; Kneipp-Verlag.

German Schleinkofer: Guss-Fibel für Schule + Praxis; Kneipp-Verlag.

Mag. Hubert Frisch: Nie wieder Rückenschmerzen; Kneipp-Verlag.

Dr. med. Wolfgang Auer: Die sanfte Wirbelsäulentherapie; Kneipp-Verlag.

Prof. Hannelore Pilss-Samek: Straffe Arme – schlanke Beine; Kneipp-Verlag.

Heidi Loipold: Fit durch Wassergymnastik; Kneipp-Verlag.

Preiml, Dahlke, Mühlbauer: Die Säulen der Gesundheit; Irisiana Verlag.

Dr. med. Eduard Lanz: Das D-K-B-System, Dehnen-Kräftigung-Bewegung; Eigenverlag, A-8010 Graz.

Hans Scheumann: Wandern, Walken, Joggen; Meyer & Meyer Verlag.

zum Thema Entspannung:

Dr. med. Karl Gartner: Meditation; Kneipp-Verlag.

MR Dr. Karl F. Maier: Balance für die Seele; Kneipp-Verlag.

Michael Weger / Manuela Weger: Gefühle heilen; Kneipp-Verlag.

Prof. Dr. med. Dietrich Langen: Autogenes Training; Gräfe und Unzer Verlag.

Harry Waesse: Yoga für Anfänger; Gräfe und Unzer Verlag.

Ruediger Dahlke: Reisen nach innen (mit 2 Audio-Kassetten); Irisiana Verlag.

Stichwort-Verzeichnis

Stichwort-Verzeichnis

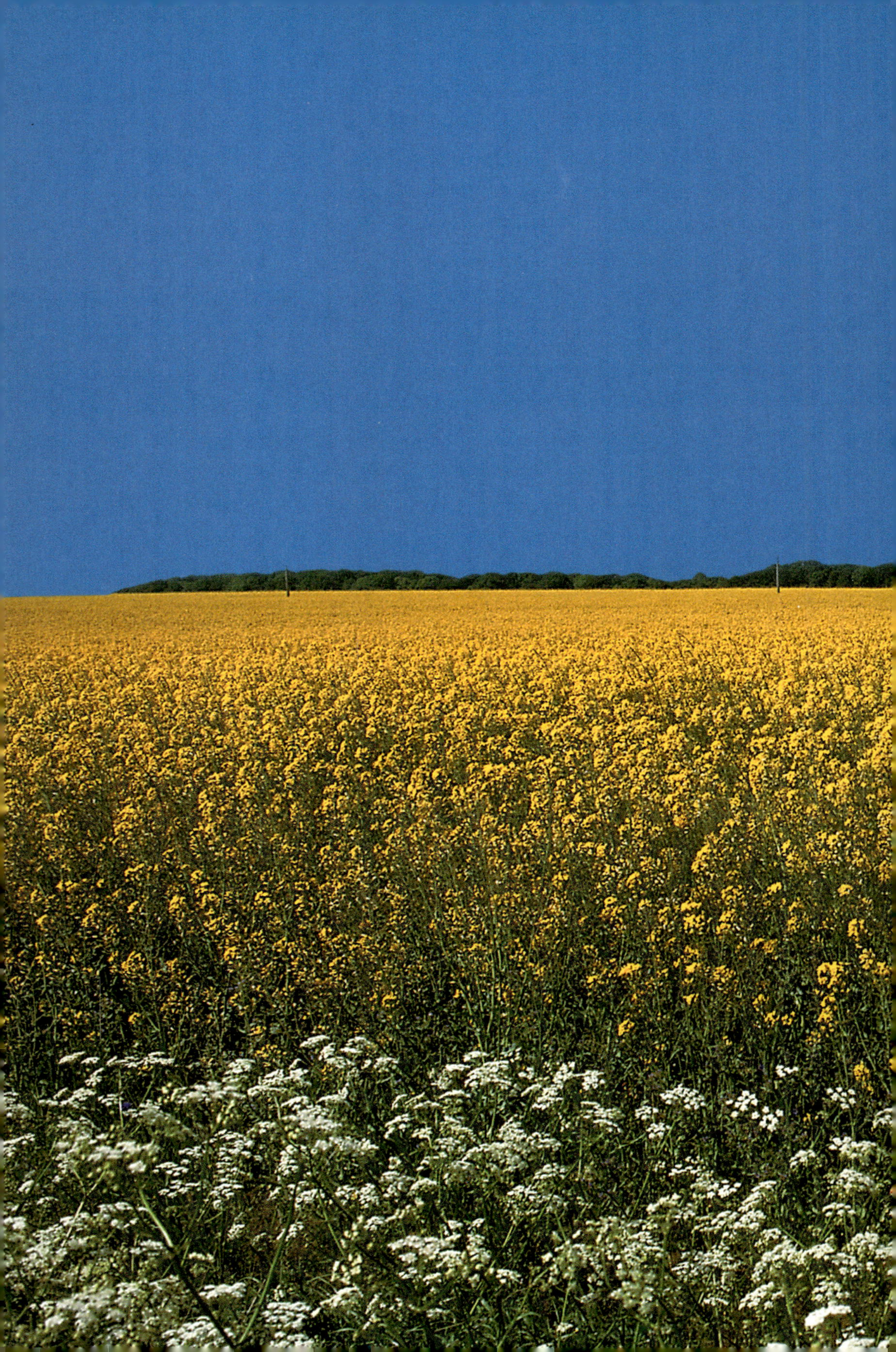